Dr Gursimran Singh Batra

Dissilicato de lítio : Dominar a ciência e as aplicações

Dr Gursimran Singh Batra

Dissilicato de lítio : Dominar a ciência e as aplicações

ScienciaScripts

Imprint

Any brand names and product names mentioned in this book are subject to trademark, brand or patent protection and are trademarks or registered trademarks of their respective holders. The use of brand names, product names, common names, trade names, product descriptions etc. even without a particular marking in this work is in no way to be construed to mean that such names may be regarded as unrestricted in respect of trademark and brand protection legislation and could thus be used by anyone.

Cover image: www.ingimage.com

This book is a translation from the original published under ISBN 978-620-8-11825-9.

Publisher:
Sciencia Scripts
is a trademark of
Dodo Books Indian Ocean Ltd. and OmniScriptum S.R.L publishing group

120 High Road, East Finchley, London, N2 9ED, United Kingdom
Str. Armeneasca 28/1, office 1, Chisinau MD-2012, Republic of Moldova, Europe
Printed at: see last page
ISBN: 978-620-8-19777-3

Índice

INTRODUÇÃO

À medida que a medicina dentária continua a evoluir, novas tecnologias e materiais são continuamente oferecidos à profissão dentária. Ao longo dos anos, as tendências e técnicas de restauração foram surgindo e desaparecendo.

Atualmente, o conceito de estética dentária está a iniciar a substituição de dentes de forma tão realista que quase desafia a deteção. As cerâmicas dentárias são conhecidas pelo seu aspeto natural e pelas suas propriedades químicas, mecânicas e ópticas duradouras. As restaurações em cerâmica pura são consideradas uma modalidade de tratamento promissora para a medicina dentária estética. O seu desempenho proporciona uma aparência mais natural do que a de outras restaurações de cor dentária.

A cerâmica é um material terroso, geralmente de natureza silicatada e pode ser definida como uma combinação de um ou mais metais com um elemento não metálico, geralmente o oxigénio. Está relacionada com o fabrico de qualquer produto feito essencialmente a partir de um mineral não metálico (como a argila) por cozedura a alta temperatura .[1]

As cerâmicas dentárias são atractivas devido à sua biocompatibilidade, estabilidade de cor a longo prazo, durabilidade química, resistência ao desgaste e capacidade de serem moldadas em formas precisas. Os materiais cerâmicos actuais podem produzir restaurações esteticamente agradáveis que reproduzem com precisão a cor e a translucidez dos dentes .[2,3,4]

As cerâmicas dentárias consistem em vidros de silicato, porcelanas, cerâmicas de vidro ou sólidos altamente cristalinos. Apresentam propriedades químicas, mecânicas, físicas e térmicas que as distinguem dos metais, das resinas acrílicas e dos compósitos à base de resina. Os materiais cerâmicos mais recentes, especialmente o dissilicato de lítio e a zircónia, têm uma resistência e propriedades físicas melhoradas que podem igualar e até ultrapassar as das ligas metálicas. Por conseguinte, a sua utilização aumentou de forma significativa .[5,6,7,8]

Tem havido um interesse crescente na utilização de restaurações em cerâmica pura como substitutos das restaurações tradicionais em metal fundido com porcelana, devido ao seu melhor aspeto estético. Os desenvolvimentos na ciência dos materiais cerâmicos resultaram em melhorias nas propriedades físicas das cerâmicas modernas, levando a um aumento substancial na utilização clínica de restaurações totalmente em cerâmica. A Ivoclar Vivadent (Amherst, N.Y.) introduziu um material de cerâmica de vidro de dissilicato de lítio para utilização em restaurações de cerâmica pura. Ele está disponível como um lingote que pode ser encaixado por pressão (IPS e.max Press, Ivoclar Vivadent) e como um bloco que pode ser fresado com a tecnologia de desenho assistido por computador/manufatura assistida por computador (CAD/CAM) (IPS e.max CAD, Ivoclar Vivadent).

O fabricante recomenda a sua utilização para coroas anteriores ou posteriores, coroas de implantes, inlays, onlays ou facetas .[9]

A cerâmica de vidro de dissilicato de lítio foi desenvolvida para aumentar as propriedades mecânicas e melhorar a translucidez. Trata-se de uma cerâmica de vidro dentária que imita a estética e a resistência da estrutura dentária natural. A fase cristalina de 70% deste material vitrocerâmico único refracta a luz naturalmente e proporciona um reforço estrutural superior, conferindo uma maior resistência à flexão do que a associada à porcelana feldspática tradicional ou à cerâmica de vidro reforçada com leucite .[10,11]

Tradicionalmente, os profissionais de medicina dentária têm utilizado um material de núcleo de alta resistência feito de uma estrutura metálica fundida ou de uma cerâmica à base de óxido (como a zircónia ou a alumina) que foi revestida com outra cerâmica de vidro mais fraca. Esta abordagem aumentou a opacidade, mas pode não ser esteticamente agradável.

Na indústria atual, as estruturas monolíticas de vitrocerâmica podem proporcionar uma estética excecional sem necessitar de uma cerâmica de revestimento. É possível obter uma maior integridade estrutural eliminando a cerâmica revestida e a sua interface de ligação necessária. A resistência relativa do material vitrocerâmico disponível tem sido tradicionalmente a desvantagem destas restaurações. Este problema foi resolvido com o desenvolvimento de materiais vitrocerâmicos de dissilicato de lítio altamente estéticos .[12]

A cerâmica vítrea de dissilicato de lítio (LS2) é ideal para o fabrico de restaurações monolíticas ou revestidas na região anterior e posterior. Devido à sua coloração natural e excelentes propriedades ópticas, este material produz resultados impressionantes.

<u>HISTÓRIA</u>

O desejo de um material de restauração estético é antigo. Para compreender o
verdadeiro significado da introdução da cerâmica na medicina dentária, é
essencial conhecer o seu desenvolvimento histórico .[13]

PERIOD	DEVELOPMENT
400,000 B.C.	Fire was first used by man.
45,000 B.C.	First pottery produced.
100 B.C.	First Stoneware.
1,000 A.D.	First **Chinese Porcelain** produced in **King-Tetching** in China.
1671	**Jhon Dwight** granted English patent No. 164 for **transparent porcelain**.
1708	First scientific laboratory experiments on ceramic materials.
1717	**D' Entrecolles** learned secret Chines porcelain.
1728	**Fauchard** first to suggest the **use of porcelain** in dentistry.
1774	**Duchateau** first to make a **porcelain denture**.
1791	**de Chemant** obtained French and English patents for dental porcelain.
1800	**Wedgewood** supplied porcelain material for denture work.
1806	**Fonzi** fused porcelain to metal to produce „**terrometallic**" teeth.
1816	**de Chemant** suggested use of **porcelain for bridge** work.
1830	**Stockton** produced **first porcelain teeth** in United States.

1838	**Wildman** produced porcelain with much improved translucency and color.
1884	First single- tooth porcelain restoration introduced.
1845	**White** produced first commercial **porcelain denture teeth**.
1864	Porcelain (post) crown came into general use.
1880	**Tess** improved the design of **porcelain furnance**.
1886	**Porcelain inlays** and Jacket crowns established by **C H Land** of Detrait.
1900	Introduction of **medium fusing porcelain**.
1900-05	First **electric porcelain furnace** used.
1910	First published mechanical properties of dental porcelain.
1918	First Chemical analysis of dental porcelain.
1923	First **casting** of dental Porcelain by **Wain**.
1940	Vaccum firing of dental porcelain by **Helberger**.
1942	Patent taken out for uranium compounds to produce fluorescent porcelains (Dietz, C.U.S. Pat. No. 2301)
1956	Development of **porcelain fused to gold systems**.
1957	Strength of low fusing and high fusing porcelains found to be about the same. In 1957, S.D. Stookey produced the first lithium disilicate glass ceramic system, a combination of lithia, silica, alumina, phosphor oxide and other elements, which later found its way into dentistry in

	the 1990s in the form of precrystallized blanks for the hot-pressing process
1962	Development of a much improved gold alloy as a porcelain fused to metal system.
1963	Development of air-bearing turbine handpiece.
1965	Development of dental **aluminous porcelain** by **Mclean** and **Hughes**.
1967	German government regulations introduced limiting the use of uranium in dental porcelain to 0.1% by weight.
1968	**MacCulloch** first used a **glass-ceramic** in dentisty.
1969	Concern expressed in publication about uranium content of some porcelain.
1970	Development of **porcelain fused to base metal systems**.
1971	**CAD/ CAM** technique was introduced first time.
1972	First accurate measurements of modulus of elasticity of dental porcelains.
1974	Introduction of palladium-silver alloys as porcelain fused to metal system.
1979	**Heitlinger** and **Rodder** started the application of **CAD/ CAM** system in dental profession.
1981	Development of "nonshrink" aluminous direct moulding core system for crowns.
1983	Development of high expansion core material by **O'Brien**.

1984	First international standard published for dental ceramic powders - ISO 6872-1984 (E) "Dental Ceramic".
	Introduction of first commercial **glass-ceramic** system for dentistry by Corning Glass Company.
1985	**Dr. Michal Sedaoum** developed **Slip Cast** technique.
	Dr. Duret introduced **Duret CAD/ CAM** system.
1987	**Cerec** system was introduced by **Dr. Mormamm** and **Brandestini** in Zurich.
1988	**Dr. Stefan Eidenberg** designed the **Celay System**.
1988	Cerec system was introduced in market by **Vident**.
1989	**Vita Zahnfabrik** presented **In-Ceram**.
	Innotek, Lakewood Co. introduced **AllCeram**.
1990	**Woldewend** and **Scharer** described **IPS Empress** system. All Alumina Core, TechCeram and Procera All Ceram introduced by **TechCeram** Ltd and **Nobel Biocare** respectively.
1991	**Cerec Vitablock Mark II** was introduced by **Vita**.
1992	Mikrona Technologie, Spreitenback, Switzerland designed **Celay** machinable Ceramic System as a result of doctoral thesis by **Dr. Stefan Eeidenbaez**.
	Duceram LFC was marketed as as ultralow-fusing ceramic.
	Anusavice et al reported the significant strengthing of Leucite content feldspathic porcelain by using **Ion Exchange technique**.

1993	**Anderson** and **Ogen** introduced **Procera AllCeram**
1994	**Cerac 2 unit** CAD/ CAM system was introduced. **Denticad system** was designed by **Foster Miller** that can be used intraorally.
1995	**Nissan CAD/ CAM** system first presented at the Tokyo Dental.
1995	**Segi R.** and **Rosenstiel SF** compared 11 dental ceramics system and found Aluminous reinforced porcelain resulted highest fracture toughness. **Juntavee et al** have measured shear bond strengths of porcelain to Captek.
1997	Vita introduces **In-Ceram alumina** and **In-Ceram spinell** blanks.
1998	**IPS Empress2** introduced. ProCAD introduced.
1999	**LAVA Zirconium oxide** ceramic system was introduced by 3M ESPE in the market. Vita **In-Ceram Zirconia** blanks for crowns.
2000	**CEREC 3** introduced.
2001	**Vita In-Ceram Alumina** and **Zirconia blanks** for bridges.
2003	**Vitablocs Triluxe** milling blocks. **CEREC 3D** introduced.
2004	**IPS Empress Esthetic** launched.
2005	**IPS e-max system. (Lithium Disilicates) was introduced**

FABRICO E FORNECIMENTO

O tipo de uma restauração totalmente em cerâmica é definido pelo número de cerâmicas que compõem a peça protética. Uma restauração dupla (dupla, bicomponente ou ceramo-cerâmica) envolve dois tipos de cerâmicas quimicamente diferentes, mas complementares, tanto a nível mecânico como estético.

Uma restauração monobloco (simples, monocomponente ou monolítica), é constituída por um tipo de cerâmica e uma composição de superfície simples que assegura a estética. Este tipo de restauração apresenta uma grande resistência e, por conseguinte, uma maior taxa de sucesso em comparação com a restauração dupla.

As infra-estruturas recentes e mais recentes são obtidas através da fresagem de um bloco sólido de um tipo de cerâmica, utilizando os procedimentos CAD/CAM. A infraestrutura recolhida será então coberta com uma cerâmica cosmética, utilizando a técnica convencional de estratificação, na qual uma mistura de pó e líquido cerâmico será aplicada em camadas ao nível da infraestrutura para obter a forma e a estética finais .[14]

As vitrocerâmicas são materiais policristalinos obtidos por cristalização de vidros adequados através de processos de tratamento térmico controlado. A produção convencional de vitrocerâmicas é um processo bem conhecido e começa com a preparação de um vidro homogéneo, seguido da moldagem do vidro e da aplicação de um tratamento térmico controlado para promover a nucleação e o crescimento de cristais. Este processo permite a combinação adequada das propriedades da cerâmica e do vidro. O material cristalino resultante (total ou parcialmente) apresenta uma melhor resistência ao desgaste, à oxidação e à degradação química, e tem uma maior dureza e estabilidade dimensional, o que é importante para aplicações de engenharia .[15]

O dissilicato de lítio (LS2) é classificado como uma vitrocerâmica, na classe dos materiais de vidro preenchidos com partículas. Foi introduzido no mercado na década de 90 com a formulação comercial denominada -IPS Empress 21 (Ivoclar Vivadent, Schaan, Liechtenstein). Era composto por 65% de dissilicato de lítio em volume, pequenos cristais em forma de agulha (3-6 μm$\times$ 0,8 μm) embebidos numa matriz de vidro, com uma porosidade de 1 volume%, apresentando valiosas caraterísticas mecânicas (resistência à flexão: 350 MPa; resistência à fratura (KIC): 3,3 MPa$\sqrt{m}$; temperatura de extrusão térmica: 920 °C; coeficiente de expansão térmica (CTE): 10,6 + 0,25 ppm/°C).

Inicialmente, este material foi disponibilizado comercialmente sob a forma de lingotes, para ser utilizado de acordo com o procedimento de fabrico de "prensagem a quente", semelhante à técnica clássica de "cera perdida" para moldes de ligas metálicas, com o objetivo de produzir núcleos, prensados a quente num molde. De modo a obter uma reprodução apelativa das caraterísticas ópticas dos dentes naturais, os núcleos são ultimamente revestidos com uma cerâmica de fluorapatite muito translúcida, contendo 19-23% de cristais de fluorapatite ($Ca_5(PO_4)_3F$) embebidos numa matriz vítrea.

Graças a uma otimização dos parâmetros de processamento, que permitiu a formação de cristais mais pequenos e mais uniformemente distribuídos, em 2005 foi comercializada uma nova formulação de LS2 como **"IPS e.max Press"** (Ivoclar Vivadent), exibindo propriedades mecânicas e caraterísticas ópticas melhoradas (resistência à flexão: 370-460 MPa; resistência à fratura (KIC): 2,8-3,5 MPa$\sqrt{m}$), muito superiores às antigas vitrocerâmicas.

O alto desempenho mecânico deste material é devido, por um lado, a uma distribuição em camadas, fortemente interligada, dos cristais de dissilicato alongados, dificultando a propagação de trincas através dos planos e, por outro lado, a uma incompatibilidade entre os coeficientes de expansão térmica dos cristais LS2 e a matriz vítrea, de modo que esta última induz uma tensão tangencial de compressão ao redor dos cristais. Além da produção de núcleos cerâmicos para coroas de duas camadas, o aumento da resistência e da tenacidade do IPS e.max Press permitiu estender a sua indicação clínica para restaurações monolíticas, sem cerâmica de recobrimento, anatomicamente moldadas, coloridas por manchas superficiais e caracterizadas por uma maior resistência à fadiga do que as de duas camadas.

Para além da técnica de prensagem a quente/técnica de cera perdida, a implementação generalizada e crescente das tecnologias de desenho assistido por computador/fabricação assistida por computador (CAD- CAM) levou à introdução de blocos cerâmicos destinados à produção de restaurações por dispositivos de fresagem também adequados para a produção de restaurações no consultório, fabricados e comercializados como **-IPS e.max CAD"**[16] .

O dissilicato de lítio está entre os mais conhecidos e mais usados tipos de cerâmica de vidro. O dissilicato de lítio IPS e.max (Ivoclar Vivadent), por exemplo, é um material dentário estético derivado de sistemas de vidro SiO2-Li2O-Al2O3-K2O-ZrO2-P2O5 através de uma reação em estado sólido. A composição das cerâmicas vítreas de dissilicato de lítio inclui ~70% de cristais de dissilicato de lítio (Li2Si2O5) com uma estrutura em forma de agulha incorporada numa matriz que contém principalmente quartzo, dióxido de lítio, óxido de fósforo, alumina, óxido de potássio e outros componentes.

Em geral, esta composição produz uma vitrocerâmica altamente resistente ao choque térmico devido à baixa expansão térmica que resulta do seu processamento.

As dimensões dos cristais de Li2Si2O5 reforçados na matriz vítrea são da ordem de alguns microns, e a estrutura é do tipo entrelaçada, proporcionando alta resistência (360-400MPa) [17,18,19,20,21,22,23,24,25,26,27,28]

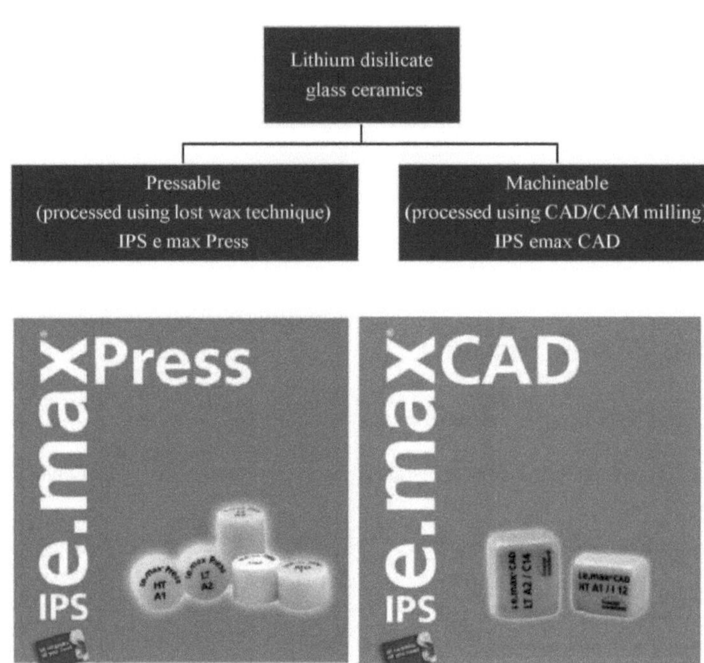

O dissilicato de lítio prensável

A IPS e.max Press é processada no laboratório dental, usando a conhecida técnica de cera perdida. Esta técnica é distinguida por fornecer uma alta precisão de ajuste.

A vitrocerâmica tem uma boa capacidade de prensagem, ou seja, a capacidade de ser formada em artigos dentários por prensagem a quente utilizando equipamento disponível no mercado. De acordo com uma das formas de realização do processo de fabrico da vitrocerâmica, as composições aqui referidas são fundidas a cerca de 1200° a cerca de 1600° C., sendo depois arrefecidas (por exemplo, arrefecidas com água ou com rolo) ou fundidas em moldes de aço ou, em alternativa, arrefecidas até à temperatura de cristalização. O vidro resultante é tratado termicamente para formar uma vitrocerâmica através de um ciclo de tratamento térmico de uma ou duas etapas, preferencialmente no intervalo de temperatura de cerca de 400° a cerca de 1100° C. A vitrocerâmica resultante é então pulverizada em pó e utilizada para formar pastilhas prensáveis e/ou espaços em branco com as formas, tamanhos e estruturas desejados, que são posteriormente prensados em restaurações dentárias.

IPS e.max Press [Ivoclar Vivadent]) é produzida de acordo com um exclusivo processo de produção de bulk casting, para criar as pastilhas. As policromáticas pastilhas IPS e.max Press Multi são particularmente atraentes, mostrando uma transição de cores realista.

Isto envolve um processo de fabrico contínuo baseado na tecnologia do vidro (fusão, arrefecimento, nucleação simultânea de 2 cristais diferentes e crescimento de cristais) que é constantemente optimizado para evitar a formação de defeitos (por exemplo, poros, pigmentos) .[9]

IPS e.max Press são lingotes prensáveis, consistindo de cerâmica vítrea de dissilicato de lítio (LS2) em diferentes graus de opacidade. (HT, LT, MO, HO).

Os lingotes são adequados para o fabrico de estruturas ou restaurações totalmente anatómicas (e parcialmente reduzidas)

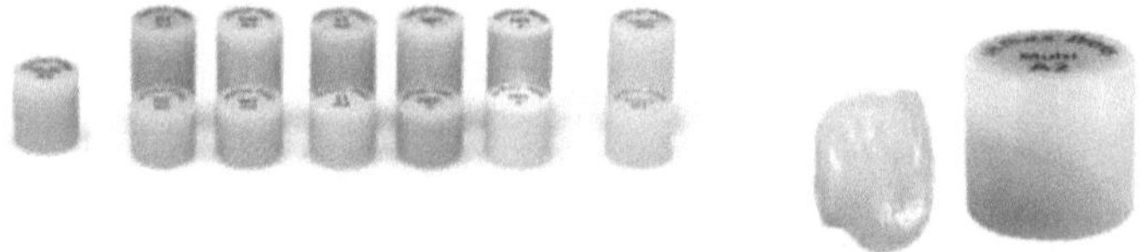

Fig 3.1: Lingotes prensáveis IPS e.max Press

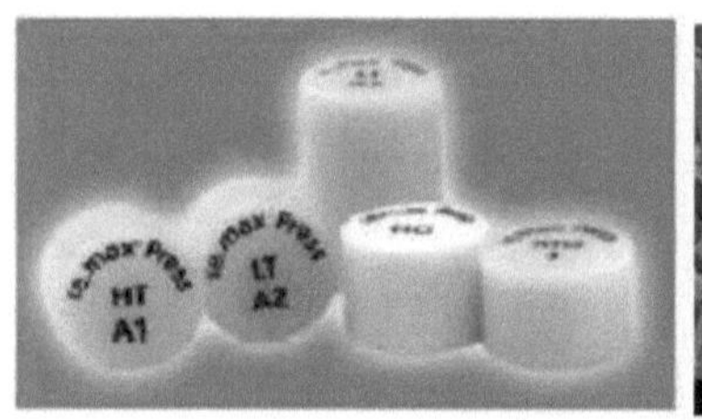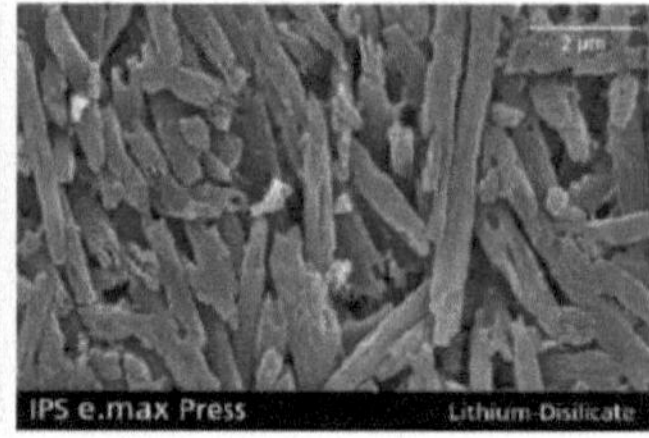

Fig 3.2: IPS e.max Press

IPS e.max Press
Pressable ceramic ingot

Standard composition:	(in % by weight)
SiO_2	57 – 80
Li_2O	11 – 19
K_2O	0 – 13
P_2O_5	0 – 11
ZrO_2	0 – 8
ZnO	0 – 8
other oxides and ceramic pigments	0 – 10

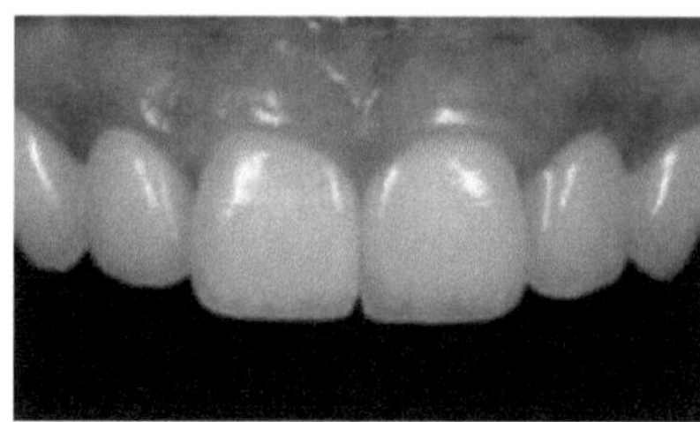

Figura 3.3

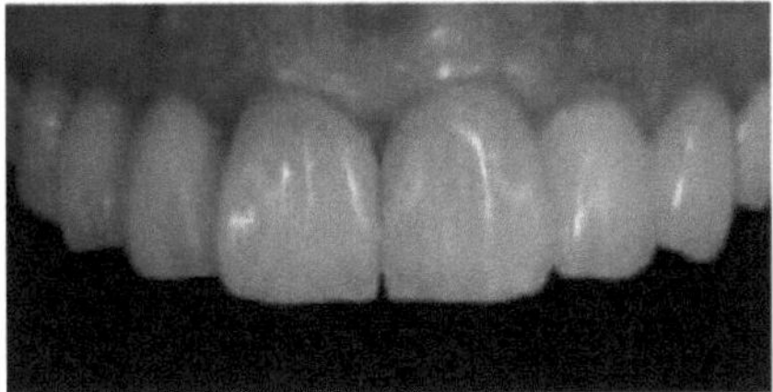

Figura 3.4

O dissilicato de lítio maquinável

Para satisfazer as exigências da emergente digitalização dos fluxos de trabalho dentários, foi necessário desenvolver uma cerâmica vítrea que permitisse a usinagem com os sistemas convencionais CAD/CAM. O produto foi comercializado como IPS e.max CAD. A fácil usinagem do material é permitida num estágio intermediário de cristalização, onde o Li2SiO3 é a principal fase cristalina da vitrocerâmica.

Os blocos são fabricados, mas só se consegue uma cristalização -intermédia! para garantir que os blocos possam ser fresados eficazmente numa fase intermédia cristalina (estado azul, translúcido). É após o procedimento de fresagem e a cozedura das restaurações que estas atingem o seu estado cristalizado final e a sua elevada resistência.

A cor azul da vitrocerâmica indica esta fase intermédia de cristalização em que a vitrocerâmica é facilmente maquinável e demonstra uma fraca durabilidade química.

Parcialmente, os blocos pré-cristalizados são fabricados num estado -azul!, contendo 40% de metassilicatos (Li2SiO3) para além de núcleos de cristal de dissilicato de lítio (Li2Si2O5). Estes blocos são caracterizados por uma resistência à flexão moderada de ~ 130 MPa, resultando numa maior eficiência de corte, numa trabalhabilidade mais fácil e mais rápida e num menor desgaste das ferramentas de fresagem). O processo de cristalização intermédio leva à formação de cristais de metassilicato de lítio, que são responsáveis pelas propriedades de processamento do material, maquinabilidade e boa estabilidade das arestas.

Após a fresagem úmida da cerâmica de vidro azul Li2SiO3 em um sistema CAM, o material é tratado termicamente (tratamento térmico de cristalização) a aproximadamente 850°, por cerca de 10 minutos, transformando os cristais de metassilicato em dissilicato de lítio (~ 70%) e glazeado em uma única etapa, formando a restauração final de dissilicato de lítio de alta resistência e quimicamente durável, com aumento da resistência à flexão até valores de 262 ± 88MPa, juntamente com uma resistência à fratura de 2,5 MPa·mV2. Devido ao seu carácter estético, resistência impressionante, elevada estabilidade do rebordo e facilidade de utilização, o IPS e.Max CAD tem sido cada vez mais utilizado ao longo dos últimos anos. Ambos os tipos de produtos, IPS e.max CAD e Press, podem ser revestidos com uma cerâmica vítrea de fluorapatita (IPS e.max Ceram), para melhorar a aparência estética .[29]

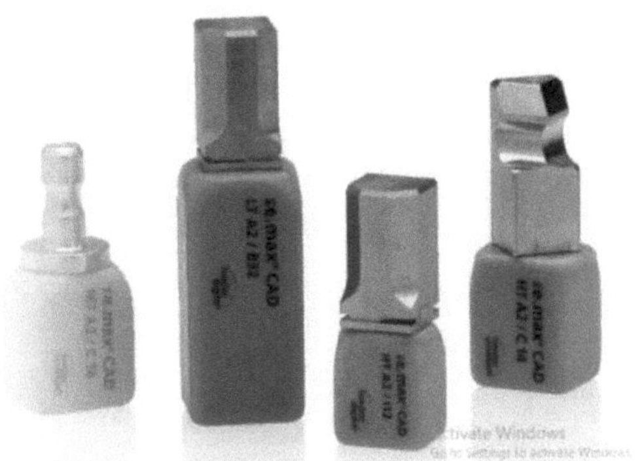

Fig 3.5: IPS e.max CAD Blocos parcialmente cristalizados

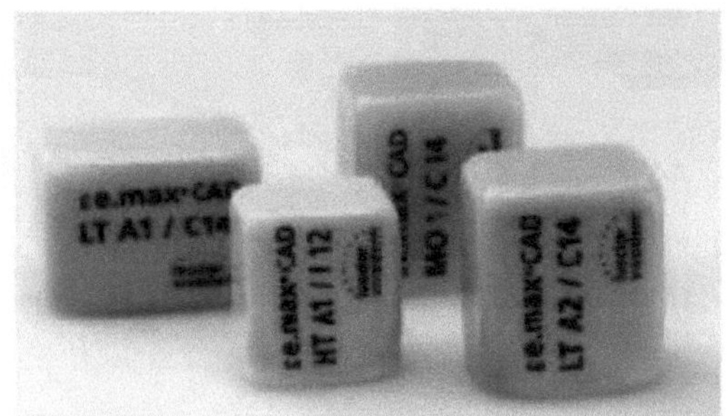

Fig 3.6: IPS e.max CAD Blocos parcialmente cristalizados

De modo similar ao dissilicato de lítio prensável, os blocos fresáveis IPS e.max CAD são coloridos usando íons de coloração. Os blocos estão disponíveis em diferentes cores, obtidas pela dispersão dos íons corantes na matriz vítrea e em diferentes graus de translucidez, com base no tamanho e na distribuição dos cristais na matriz vítrea. No entanto, os elementos corantes encontram-se num estado de oxidação diferente durante a fase intermédia do que no estado totalmente cristalizado. Como resultado, o dissilicato de lítio exibe uma cor azul. O material

19

atinge a cor e a opacidade desejadas quando o metassilicato de lítio é transformado em dissilicato de lítio durante o processo de queima pós-fresagem .[9,16]

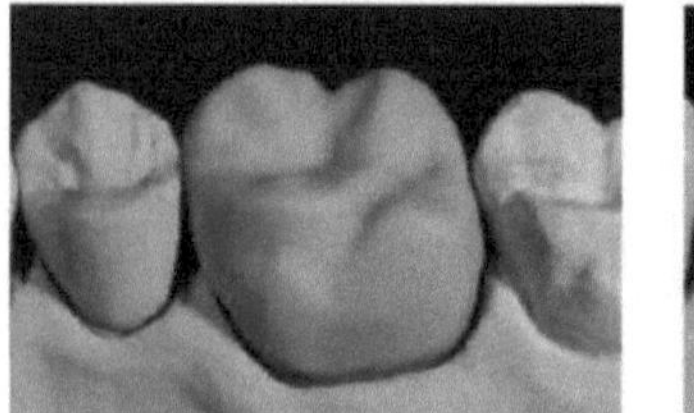
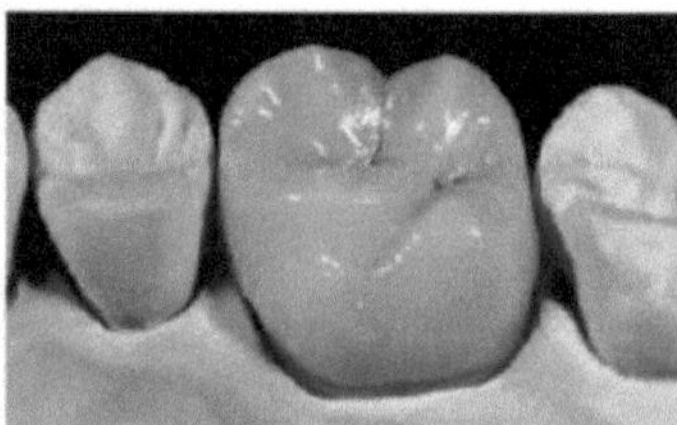

Fig 3.7: IPS e.max CAD Coroa parcialmente cristalizada e totalmente cristalizada

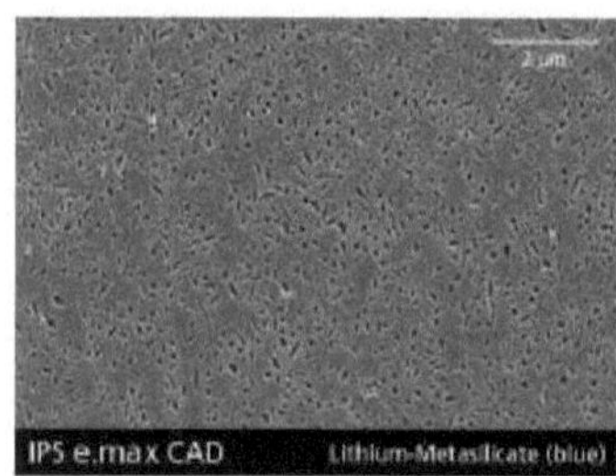
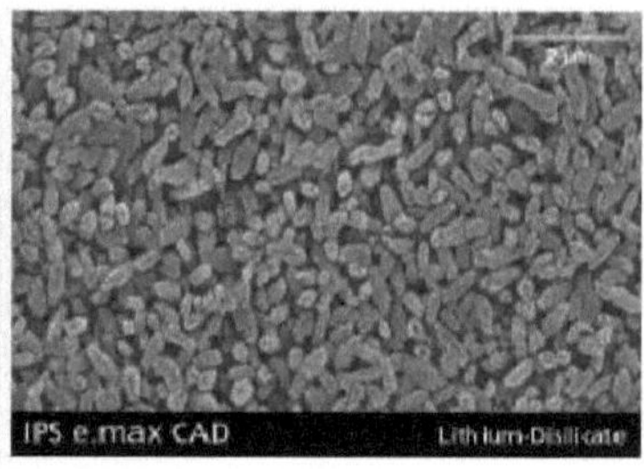

Fig 3.8: IPS e.max CAD após ataque com ácido HF

O processo de fabrico utiliza uma tecnologia de vidro que proporciona um material sem quaisquer defeitos e uma distribuição uniforme dos pigmentos de cor. As dimensões dos grãos dos cristais de metassilicato de lítio variam entre 0,2 µm e 1 µm, conferindo a este material uma resistência à flexão de 130 MPa. Uma vez moída, a cerâmica pré-sinterizada é então cristalizada. Durante este processo, há um crescimento controlado do tamanho do grão (0,5 µm a 5 µm). Esta transformação acaba por resultar numa vitrocerâmica composta por dissilicato de lítio prismático disperso numa matriz vítrea. Esta alteração aumenta a resistência à flexão da restauração para 360 MPa, um aumento de 170%. Uma orientação aleatória de pequenos cristais semelhantes a placas interligadas constitui a

20

restauração de dissilicato de lítio .[9,30,31]

IPS e.max CAD
Ceramic blocks for CAD/CAM applications

Standard composition:	(in % by weight)
SiO_2	57.0 – 80.0
Li_2O	11.0 – 19.0
K_2O	0.0 – 13.0
P_2O_5	0.0 – 11.0
ZrO_2	0.0 – 8.0
ZnO	0.0 – 8.0
Al_2O_3	0.0 – 5.0
MgO	0.0 – 5.0
Colouring oxides	0.0 – 8.0

O processo CAD/CAM dá aos clínicos a oportunidade de fresar a coroa a partir de blocos monolíticos de dissilicato de lítio, ao invés do tradicional processo laboratorial de fabricar uma forte subestrutura revestida com uma mais fraca porcelana de revestimento. A cerâmica vítrea IPS e.max CAD tem uma resistência à flexão de 360 a 400 megapascals, que é, aproximadamente, duas vezes e meia maior do que a de outros blocos cerâmicos monolíticos disponíveis para a fabricação de restaurações CAD/CAM, no consultório .[32,33]

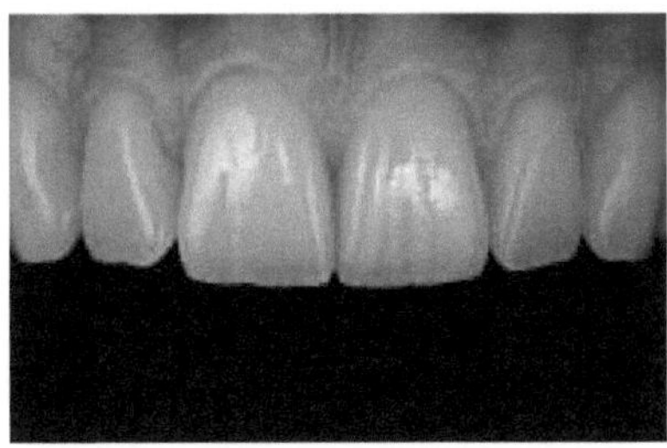

Fig. 3.9

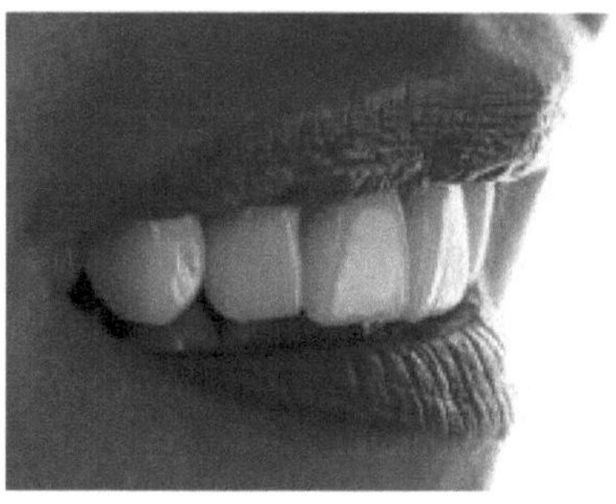

Figura 3.10

Cor e propriedades ópticas

(Brochura IPS emax cad & Willard A, Chu TM. A ciência e a aplicação da cerâmica dental IPS e. Max. O jornal de ciências médicas de Kaohsiung. 2018 Apr 1;34(4):238-42).

Na medicina dentária de restauração, a cor e as propriedades ópticas desempenham um papel importante na satisfação do doente e no sucesso da restauração. À medida que as propriedades mecânicas das cerâmicas disponíveis foram melhorando, a atenção às propriedades ópticas, como a cor e a estrutura do dente, passou para primeiro plano. A cerâmica de vidro de dissilicato de lítio responde a estas necessidades, estando disponível em várias tonalidades e translucidez.

O IPS e.Max CAD está disponível nas tonalidades padrão de A a D e também inclui uma linha de tonalidades de branqueamento. Como a maioria das cerâmicas dentárias, a cor do material é determinada por iões colorantes polivalentes dispersos na matriz. Para o IPS e.Max CAD, os iões primários consistem em $V+4/V+3$

(azul/amarelo), Ce+4 (amarelo) e Mn+3 (castanho). A vantagem de utilizar um mecanismo de coloração baseado em iões é que os iões libertadores de cor podem ser distribuídos uniformemente no material monofásico

Todas as formulações de cor são fornecidas no estado -azul acima mencionado, mas durante a fase de cozedura, os iões de cor, nomeadamente o vanádio, mudam os seus estados de oxidação, resultando numa mudança de cor percetível. O refinamento adicional da cor final de uma restauração fornecida pode ser efectuado através da adição de corante e esmalte à superfície da restauração antes do processo de têmpera.

Para além de estar disponível numa grande variedade de cores, o IPS e.Max CAD também está disponível em três níveis de translucidez: opacidade média (MO), translucidez alta (HT) e translucidez baixa (LT).

As pastilhas de MO exibem um maior nível de opacidade e são revestidas esteticamente, usando IPS e.max Ceram.

O grupo MO de 4 tonalidades, incluindo MO 1 a MO 4, e a tonalidade adicional de branqueamento MO 0 são capazes de cobrir todos os requisitos.

Está disponível um lingote HO branco, altamente opaco, que é especialmente adequado para mascarar núcleos dentários descoloridos.

Para além disso, a Ivoclar Vivadent oferece um material cerâmico ideal para inlays e onlays, com as pastilhas HT altamente translúcidas. Estas pastilhas apresentam o chamado efeito camaleão, o que significa que a cerâmica reflecte os efeitos de cor da estrutura dentária circundante.

As pastilhas LT mais translúcidas são adequadas para as restaurações parcialmente injetadas, que são individualmente estratificadas com IPS e.max Ceram (técnica "cut-back") e para as reconstruções totalmente anatômicas injetadas. (Para obter resultados altamente estéticos, as restaurações podem ser parcialmente reduzidas na área vestibular e, subseqüentemente, revestidas com IPS e.max Ceram).

Esta variação é conseguida através de diferenças na microestrutura do material. Ambas as formulações têm um teor de cristais idêntico, mas diferem no tamanho dos cristais, com a cerâmica HT a apresentar cristais de 1,5 _ 0,8 mm dispersos numa matriz vítrea, enquanto a cerâmica LT apresenta cristais mais pequenos (0,8 _ 0,2 mm) numa matriz de maior densidade.

Ao produzir um material em que o índice de refração da fase cristalina do dissilicato de lítio e a fase vítrea possuem um índice de refração semelhante, é possível produzir a formulação altamente translúcida do material. Os pigmentos de cor especiais, que são altamente compatíveis com a matriz vítrea, são utilizados nestes lingotes para proporcionar a tonalidade desejada. Como resultado, obtém-se simultaneamente um elevado brilho do material e um elevado croma. A ligeira opalescência do material confere às restaurações um aspeto particularmente= vibrante', especialmente se as suas margens forem finamente afiladas. A interface entre as fases vítrea e cristalina do material é responsável pelas propriedades de dispersão da luz observadas no material.

Por conseguinte, o aumento da percentagem de cristalinidade do material irá melhorar as propriedades mecânicas, comprometendo a translucidez e a cor do material

Esmalte instantâneo: IPS e.max CAD Crystall/Glaze

O glazeamento produz uma estrutura lisa e brilhante para a restauração de cerâmica dental, simulando a superfície natural do dente. O IPS e.max CAD Crystall/Glaze permite que a cristalização e a queima de glazeamento sejam conduzidas num único passo. Depois da fresagem das restaurações totalmente anatômicas, usando um sistema CAD/CAM, o glaze é aplicado e, subseqüentemente, a restauração é cristalizada e glazeada num forno dental (p.ex., Programat CS), ao mesmo tempo. O glaze instantâneo pode ser aplicado como pasta com um pincel ou pode ser pulverizado de forma a poupar tempo. É formada uma ligação sólida entre a camada de glaze e a cerâmica de vidro de dissilicato de lítio (LS2). A transição é isenta de bolhas e fissuras.

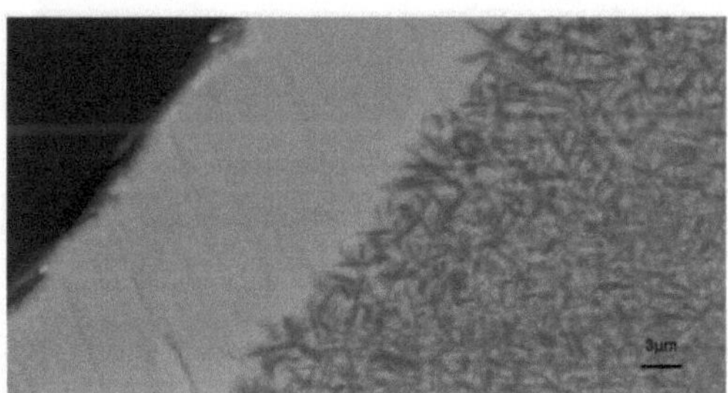

Fig 3.11: Interface entre IPS e Max Glaze e IPS e Max Base

IPS e.max Ceram

IPS e.max Ceram é a cerâmica de estratificação de fluorapatita, altamente estética, para o Sistema IPS e.max. Como a cerâmica vítrea de dissilicato de lítio (LS2) e o óxido de zircônio (IPS e.max ZirCAD) apresentam um coeficiente de expansão térmica muito similar, a mesma cerâmica de estratificação (IPS e.max Ceram) pode ser usada em conjunto com todos os componentes do Sistema IPS e.max.

Graças à única cerâmica de estratificação comum, todas as restaurações IPS e.max folheadas exibem as mesmas propriedades de desgaste e de brilho superficial. Todas elas apresentam uma impressionante aparência estética.

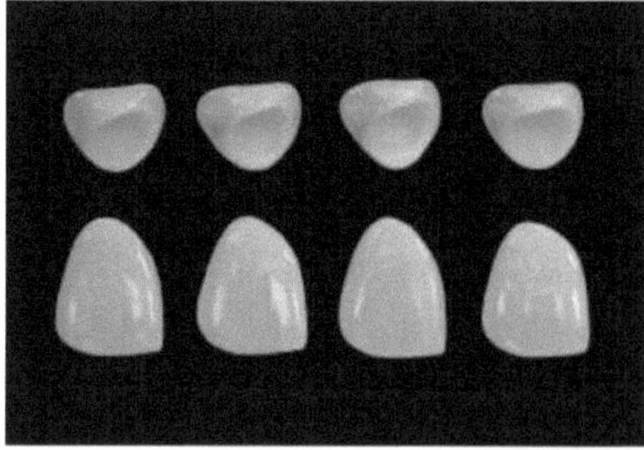

Fig 3.12: IPS e max Ceram estratificado sobre coroas IPS e max

O IPS e.max Ceram é adequado para a eficiente estratificação padrão, bem como para a exigente estratificação de alta qualidade, com um real jogo de luz. Os clássicos materiais Dentina e Incisal são idealmente coordenados com as estruturas de cerâmica pura mais opacas e, assim, são ideais para o recobrimento de subestruturas mais opacas. O brilho e o croma são equilibrados. Assim, consegue-se uma correspondência de cor óptima com a escala de cores A-D.

Os materiais Dentin e Incisal estão disponíveis nas cores A-D, Chromascop e

Bleach. Se um maior grau de brilho é desejado, os materiais IPS e.max Ceram Power Dentin e Power Incisal estão disponíveis nas cores A-D e Bleach. Expressivas e versáteis caracterizações também podem ser realizadas com o sistema universal de coloração IPS Ivocolor e com os materiais Essence, pastas de forma e glaze da IPS e.max Ceram.

Indicações

- Caracterização e verificação de todos os componentes do IPS e.max
- Folheados em camadas
- Conceção de segmentos gengivais em restaurações suportadas por implantes

Vantagens

- Cerâmica de uma camada para vitrocerâmica de dissilicato de lítio (LS2) e óxido de zircónio (ZrO2).
- Elevada estética e correspondência exacta da cor
- Comportamento clínico uniforme no que respeita ao desgaste e ao brilho - independentemente do enquadramento
- Nano-fluorapatite para propriedades altamente estéticas

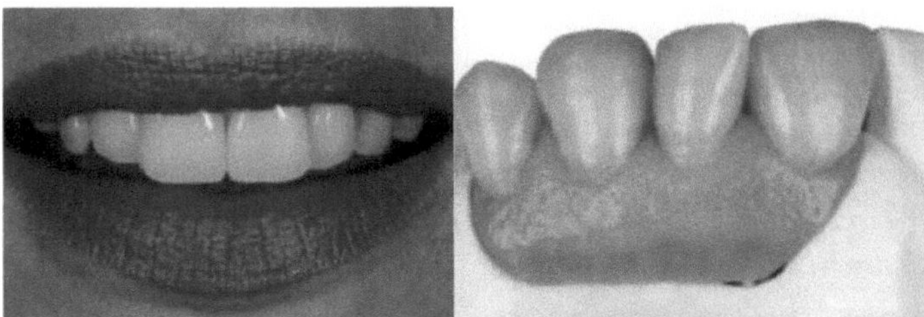

Fig 3.13: IPS e max Ceram estratificado sobre coroas IPS e max

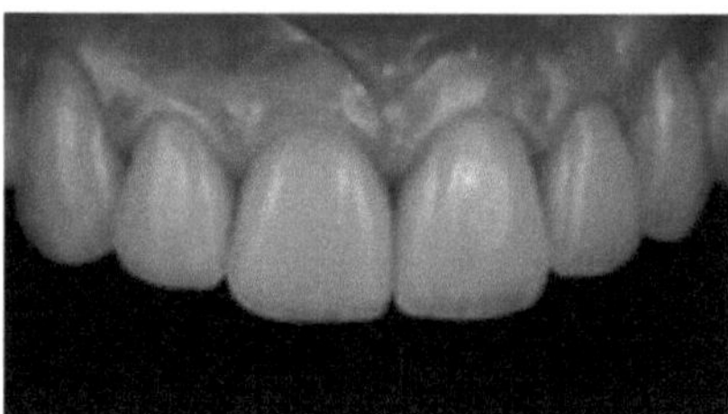

Fig. 3.14: IPS e max Ceram estratificado sobre a coroa de IPS e max

Cerâmica de silicato de lítio reforçada com zircónia (ZLS)

Nos últimos anos, a investigação e o progresso contínuos no campo dos materiais

protéticos para aplicações dentárias CAD-CAM levaram à introdução no mercado

de materiais promissores, o ZLS, graças a uma estratégia alternativa para melhorar

a translucidez: Uma matriz vítrea, contendo uma estrutura cristalina homogénea

feita de cristais de silicato de lítio, é reforçada com cargas de zircónia tetragonal

(cerca de 10% em peso) que, após o processo de cristalização final, leva à formação

de uma microestrutura de grão fino (Li2O-ZrO2-SiO2), permitindo valores de

resistência mais elevados do que o LS2 e um aumento das suas propriedades físicas.

Nos materiais ZLS, o dióxido de zircónio encontra-se numa forma altamente

dispersa que impede a sua cristalização e mantém uma translucidez mais elevada

do que as restaurações de zircónia. A translucidez média mais elevada, juntamente

com os valores adequados de resistência à flexão biaxial, fazem deste material uma

escolha adequada para restaurações estéticas minimamente invasivas de um único

dente, como inlays, onlays, coroas parciais, facetas, coroas anteriores e posteriores,

tanto suportadas por dentes como por implantes, cumprindo também a estratégia -

no-prep, tabletopll. A ZLS pertence a uma nova geração de materiais destinados à

utilização CAD/CAM que combina as caraterísticas mecânicas positivas da zircónia com a aparência estética da cerâmica de vidro. Os blocos cerâmicos ZLS são produzidos utilizando tecnologia de vidro (fusão, arrefecimento, nucleação uniforme e crescimento de cristais8) e vertidos em moldes de aço. De acordo com o fabricante, a ZLS oferece uma estrutura cristalina fina e homogénea com um tamanho médio de cristal de 0,5 μm em comparação com os cristais em forma de agulha com um tamanho médio de 1,5 μm encontrados na cerâmica de dissilicato de lítio.[9,10]

Por conseguinte, as cerâmicas ZLS são constituídas por uma microestrutura dupla: (i) cristais muito finos de metassilicato de lítio e dissilicato de lítio (tamanho médio: 0,5-0,7 μm); esta é a principal diferença em relação às cerâmicas Ls2, que contêm apenas cristais de dissilicato de lítio;

(ii) matriz vítrea contendo óxido de zircónio em solução,

A adição de zircónia ao silicato de lítio aumenta a resistência à flexão para aproximadamente 420 MPa (aumento de 16%). As restaurações mostram uma maior translucidez e facilidade de polimento intra-oral do que os blocos feldspáticos e dissilicatos, mas, ao mesmo tempo, exibem uma elevada fragilidade. Além disso, no caso de um substrato escuro, há que ter em conta que a elevada translucidez do material requer uma espessura adequada (1,52,0 mm) de modo a obter um mascaramento cromático correto.

Esta maior estabilidade dos bordos também elimina a utilização de uma pasta de queima auxiliar durante o processo de cristalização, enquanto o dissilicato de lítio pode deformar-se sob o seu próprio peso à medida que a temperatura aumenta e se aproxima de um nível de amolecimento durante o processo de cristalização.[11]

Haverá duas formas de cerâmica ZLS oferecidas no mercado dentário - uma versão totalmente cristalizada, que não requer o ciclo de queima pós-fresagem, e uma versão pré-cristalizada. A forma totalmente cristalizada tem uma resistência à flexão de aproximadamente propriedades mecânicas que variam de 370 a 420MPa. Para o ZLS totalmente cristalizado, foram comunicados valores de resistência à fratura de 4,7±0,8 MPa m1/2 e de dureza Vickers de 7,6±0,7 GPa e um módulo de Weibull de 8,9, propriedades mecânicas superiores às do dissilicato de lítio prensável e maquinável .[16,32,35,36,37]

PROPRIEDADES

O IPS e.Max CAD tem sido cada vez mais utilizado desde a sua introdução devido às suas excepcionais propriedades mecânicas. Os estudos têm variado desde a compreensão da evolução do material até a comparação do desempenho do material com os produtos de cerâmica pura e CAD/CAM existentes no mercado

As propriedades mais apreciadas das cerâmicas de vidro são a sua estética e as suas propriedades ópticas. Embora o insucesso clínico das restaurações em cerâmica pura esteja muitas vezes associado às suas propriedades físicas, como a fragilidade e a baixa resistência à fratura, as propriedades mecânicas mais relevantes são a resistência e a resistência à fratura. Infelizmente, as cerâmicas vítreas mais antigas não têm uma resistência à flexão e uma tenacidade à fratura bem definidas. Assim, o dissilicato de lítio foi introduzido devido às suas propriedades estéticas e ópticas superiores, bem como às suas propriedades físicas, especialmente a resistência à fratura, a dureza e a resistência à flexão, que foram discutidas em pormenor neste capítulo.

Para além da excelente biocompatibilidade e das elevadas propriedades mecânicas, o LS2 apresenta muito boas caraterísticas estéticas, especialmente no que diz respeito à translucidez, que é cerca de 30% superior à da zircónia convencional .[4]

O Dissilicato de Lítio Prensável (IPS e.max Press)

A microestrutura do material de dissilicato de lítio prensável consiste em cerca de 70% de cristais de dissilicato de lítio em forma de agulha que estão incorporados numa matriz vítrea. Estes cristais medem aproximadamente 3 a 6 μm de comprimento. Os iões polivalentes que estão dissolvidos no vidro são utilizados para dar a cor desejada ao material de dissilicato de lítio. Estes iões que controlam a cor são distribuídos de forma homogénea no material monofásico, eliminando assim as imperfeições da cor-pigmento na microestrutura

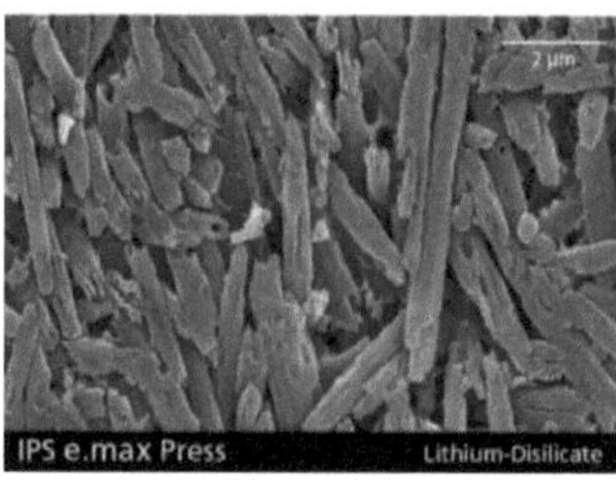

Figura 4.1

A microestrutura do IPS e.max Press consiste de cristais de dissilicato de lítio (aprox. 70%), $Li_2Si_2O_5$, embutidos numa matriz vítrea. O dissilicato de lítio é a principal fase cristalina e consiste de cristais em forma de agulha. Os cristais medem 3 a 6 µm de comprimento .[9]

Como mencionado anteriormente, a Ips eMax Press, desenvolvida a partir da tecnologia de prensagem semelhante à técnica de cera perdida, tem uma elevada resistência à flexão e à fratura, especialmente para a sua utilização em estética.

As propriedades físicas, como a resistência à fratura, o módulo de elasticidade, a dureza e a densidade, são mencionadas a seguir:

Physical property	Value
Fracture toughness (SEVNB)	2.5 – 3.0 MPam$^{\frac{1}{2}}$
Modulus of elasticity	95 ± 5 GPa
Modulus of elasticity	91.0 GPa
Modulus of elasticity	94.4 GPa
Modulus of elasticity	96.0 GPa
Poisson's ratio υ	0.23
Vickers hardness [HV 10]	5900 ± 100 MPa
Hardness	5.5 GPa
Density	2.5 ± 0.1 g/cm^3

De acordo com os fabricantes, comparado com o e.max CAD, o dissilicato de lítio prensado a quente exibe propriedades mecânicas ligeiramente melhores, como maior resistência à flexão (440MPa) e resistência à fratura (2.75MPa-m1/2) .[38]

O dissilicato de lítio fresável (IPS e.max CAD)

IPS e.max CAD parcialmente cristalizado:

A microestrutura consiste em 40% de cristais de metassilicato de lítio (Li2SiO3) incorporados numa fase vítrea. O tamanho do grão dos cristais em forma de plaqueta está na faixa de 0,2 a 1,0 μm.

As áreas apagadas mostram os cristais de metassilicato de lítio.

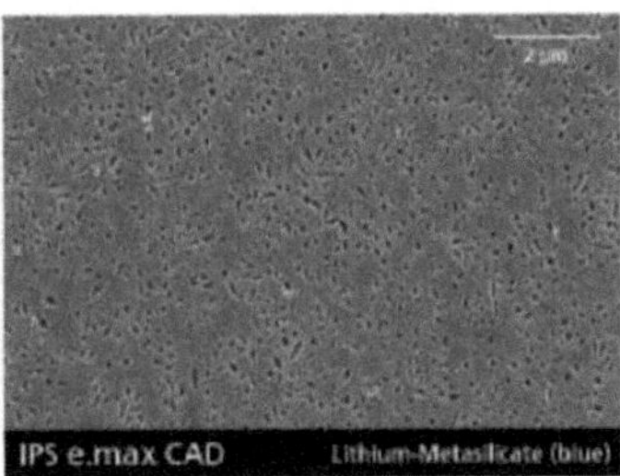

Figura 4.2

IPS e.max CAD totalmente cristalizado:

(Temperado a 850°C)

A microestrutura consiste em cerca de 70% de cristais de dissilicato de lítio de grão fino, Li2Si2O5, que estão incorporados numa matriz vítrea. Ao gravar com vapor de ácido fluorídrico, a fase vítrea é dissolvida e os cristais de dissilicato de lítio tornam-se visíveis.

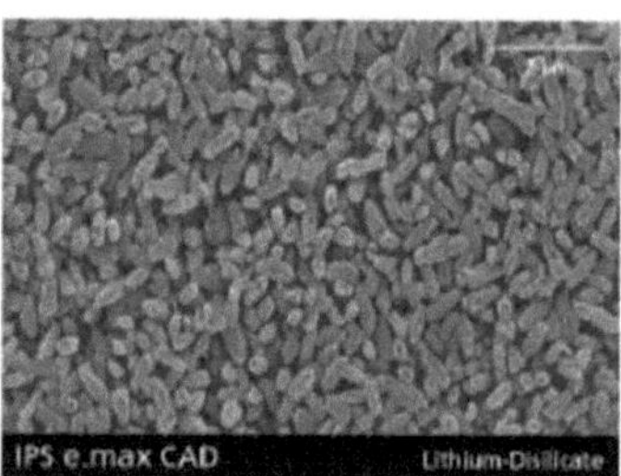

Figura 4.3

As propriedades do dissilicato de lítio moível são mencionadas tanto no estado parcialmente cristalizado como no estado totalmente cristalizado.

Physical properties	Partially crystallized state	Fully crystallized state
Biaxial strength (ISO 6872)	130 ± 30 MPa	360 ± 60 MPa
Fracture toughness (SEVNB)	$0.9 - 1.25$ MPa m$^{\frac{1}{2}}$	$2.0 - 2.5$ MPa m$^{\frac{1}{2}}$
Vickers hardness	5400 ± 200 MPa	5800 ± 200 MPa
Modulus of elasticity		95 ± 5 GPa
CTE (100-500 °C)		$10.45 \pm 0.4 \ 10^{-6}$ K^{-1}
Density		2.5 ± 0.1 g/cm^3
Linear shrinkage during tempering	0.2%	
Chemical solubility	$100 - 160$ µg/cm^2	$30 - 50$ µg/cm^2

A caraterização do material no seu "estado azul" parcialmente cristalizado foi efectuada para determinar as propriedades iniciais do material. Nesta forma parcialmente cristalizada, o material apresenta uma resistência à flexão moderada de 130 MPa e uma tenacidade à fratura de 0,9-1,25 MP A m $^{/12}$. A literatura do fabricante também relata uma dureza Vickers de 5400 MPa no estado parcialmente cristalizado.

Após a têmpera, as propriedades mecânicas do material alteram-se drasticamente. A literatura do fabricante indica que a restauração sofre uma contração linear de 0,2%. Esta contração tem sido apontada como uma possível causa de lacunas nas margens de

restaurações e comprometer o ajuste interno, embora esta contração não resulte em discrepâncias significativamente diferentes de outros materiais CAD/CAM.

A forma totalmente cristalizada do IPS e.Max CAD (obtida de acordo com as especificações do fabricante, queimando a 770 C durante 5 min e depois a 850 C durante 10 min) demonstrou possuir uma resistência à flexão registada de 262-360 MPa e uma resistência à fratura de 2,02 5 MPa[34,38,39,40,41,42,43,44]

IPS e.Max CAD demonstrou ter uma resistência à flexão superior a outras cerâmicas dentárias reforçadas com leucite[34.]

Properties	Leucite glass-ceramics (IPS Empress)	Lithium disilicate glass-ceramics (IPS e.max)
Flexural strength (X)	110–180 MPa	400–610 MPa
K_{Ic} (XX)	$1.3\,MPa^*m^{0.5}$	$2.3\text{–}2.9\,MPa^*m^{0.5}$
Translucency (XY)	0.5–0.6	0.55–0.8
CTE	$15\text{–}18 \times 10^{-6}/K$ (25–500°C)	$10.6 \pm 0.25 \times 10^{-6}/K$ (25–500°C)
Chemical durability (XZ)	$<100\,\mu g/cm^2$	$<50\,\mu g/cm^2$

Os estudos[43,44] que compararam a IPS e.Max CAD com outras cerâmicas CAD/CAM disponíveis concluíram que as propriedades mecânicas dependem da composição estrutural do material e não da sua formulação química.

Resistência à flexão e tenacidade à fratura

A resistência é descrita como a tensão máxima que pode ser aplicada a um material antes que este se parta, e é utilizada como uma propriedade mecânica para identificar o sucesso clínico dos materiais

A resistência à flexão (resistência à flexão ou módulo de rutura) é a força por unidade de área no instante da fratura de um provete sujeito a uma carga de flexão.

A resistência do material cerâmico é de cerca de 80 a 100 MPa para as cerâmicas metálicas, aproximadamente 100 MPa para a zircónia folheada e 150 a 160 MPa para a cerâmica de vidro leucite. No entanto, para o dissilicato de lítio prensado, a resistência situa-se no intervalo de 360 MPa a 400 MPa9,[1] 2.

A pós-fresagem aumenta a resistência à flexão até 262 ± 88MPa [14] com uma tenacidade à fratura de 2,5MPa ·m / .[1239]

A Organização Internacional de Normalização (ISO 6872) e a Associação Dentária Americana (ADA) referiram que o teste de flexão de três pontos é um método adequado e fiável para a avaliação da resistência à flexão de cerâmicas dentárias [45,46].

Riccardo Fabian Fonzar et al compararam a resistência à flexão do CAD-CAM e do dissilicato de lítio prensado a quente. Neste estudo in vitro, os espécimes foram testados utilizando um teste de flexão de três pontos. A resistência à flexão, o módulo de Weibull e a resistência caraterística de Weibull foram calculados. As médias gerais dos espécimes Press e CAD não diferiram significativamente. No grupo de prensagem, verificou-se que as diferentes translucências apresentavam uma resistência à flexão semelhante. No grupo CAD, surgiram diferenças estatisticamente significativas entre as translucências testadas. A resistência à flexão do IPS e.max Press e do IPS e.max CAD foi relatada como sendo similar e o processo de fabricação não pareceu afetar as caraterísticas mecânicas das cerâmicas de dissilicato de lítio; além disto, a resistência à flexão foi significativamente influenciada pela translucidez, somente para os materiais processados em CAD, de acordo com este estudo

A variabilidade da resistência à flexão do dissilicato de lítio entre blocos prensados a quente e blocos CAD-CAM com translucidez diferente ainda está a ser debatida [47].

Stawarczyk et al[48] testaram o impacto de diferentes fornos de prensagem na resistência à flexão e na tenacidade à fratura de diferentes cerâmicas de dissilicato de lítio HS10PC (HS) e IPS e.max Press. A resistência à flexão (336-360 MPa) não foi afetada pelo forno de prensagem ou pela cerâmica e apresentou valores comparáveis entre todos os grupos. Ambas as cerâmicas de dissilicato de lítio apresentaram valores comparáveis de resistência à flexão, variando entre 336 e 360 MPa, independentemente do forno de prensagem. Os valores de resistência à fratura variaram entre 2,65 e 2,81 MPa√m.

Suk-Ho Kang et al[4 9] compararam a resistência à flexão antes e depois do tratamento térmico de dois blocos CAD/CAM de dissilicato de lítio, IPS e.max CAD (Ivoclar Vivadent) e Rosetta SM (Hass). Não houve diferenças significativas na resistência à flexão (400±30 MPa) entre o IPS e.max CAD e o Rosetta SM, tanto antes quanto após o tratamento térmico.

Albakry et al[10] testaram a resistência à flexão biaxial, os módulos elásticos e a caraterização por difração de raios X da cerâmica de vidro reforçada com leucite e da cerâmica de vidro de dissilicato de lítio. O material do núcleo de cerâmica de dissilicato de lítio registou um valor elevado de resistência à flexão (440 MPa) e o IPS Empress registou uma resistência à flexão inferior (175 MPa), enquanto o Empress 2 registou 407 MPa. Este estudo mostrou que não há diferença entre o IPS Emax e o Empress 2 no que respeita à resistência à flexão biaxial e à composição das fases, mas as propriedades são superiores às do IPS Empress. Com base nas semelhanças encontradas entre o Empress 2 e o Emax neste estudo in vitro, as aplicações clínicas destas cerâmicas devem ser equivalentes...

Guazzato et al[50,51] testaram a resistência à flexão, a tenacidade à fratura, o módulo de elasticidade e a dureza de diferentes materiais cerâmicos e o papel do seu conteúdo cristalino nestas propriedades. O estudo concluiu que um aumento do conteúdo cristalino de uma vitrocerâmica é acompanhado por um aumento da resistência e da tenacidade à fratura, propriedades que são superiores no dissilicato de lítio em comparação com outras vitrocerâmicas. O estudo efectuou um ensaio de resistência à flexão uniaxial utilizando o teste de flexão de 3 pontos, tendo registado uma resistência à flexão de 303 MPa e uma dureza de 5,5 GPa

Anusavice et al[5] 2 estudaram a resistência à flexão em 4 pontos em condições húmidas e a sua relação com a tenacidade à fratura do dissilicato de lítio e das cerâmicas de vidro reforçadas com leucite, apresentando resultados semelhantes de resistência à flexão do dissilicato de lítio a 239MPa

Segue-se um resumo da resistência à flexão do dissilicato de lítio testada por diferentes métodos e por diferentes autores[10,50,52,53,54,55,56]

Investigator	Flexural strength [MPa]	Measuring method:
Berge et al.[4]; f)	375.7	Biaxial flexural strength ISO 6872; test in H_2O
Sorensen et al.[5]; e)	411.6	Biaxial flexural strength (wet test)
Sorensen et al.[5]; a)	455.5	Biaxial flexural strength
Kappert; a)	426	Biaxial flexural strength
Anusavice[6]; d)	239	4-point flexural strength after 48 hours of storage in H_2O
Ludwig et al.[7]; b)	426	3-point flexural strength
Lohbauer c)	374.4	Weibull strength σ 63.21%; 4-point flexural strength DIN EN 843-1
Marx, Fischer; b)	466	3-point flexural strength
Marx et al.[8]; c)	388	Weibull strength σ 63.21%; 4-point flexural strength DIN EN 843-1
Albakry et al.[2]; a)	440	Biaxial flexural strength
Guazzato et al.[9]; b)	303	3-point flexural strength

Resistência à fratura

A tenacidade à fratura KIC fornece uma medida da resistência do material à propagação de fissuras, também designada por fator crítico de intensidade de tensão ou tenacidade à fissuração, é o valor crítico para que uma fissura num material se propague até à rutura. No processo, a energia armazenada é libertada sob a forma de novas superfícies, calor e energia cinética.

Podem ser utilizados vários métodos para determinar a resistência à fratura de um material. Os resultados de medições individuais só podem ser comparados se forem utilizados os mesmos métodos para medir a resistência à fratura KIC. Dois métodos utilizados para determinar a resistência à fratura frequentemente utilizados são o método da fratura por indentação (IF) e o método da resistência à indentação (IS).

Albakry et al[10] referem-se a um estudo realizado por Fischer et al[5] 7, que descrevem o método IF como inadequado para determinar o valor KIC e recomendam a utilização do método IF apenas para estimativas iniciais aproximadas da resistência à fratura de um material, sendo preferível utilizar o método da resistência à indentação (IS), em que são aplicadas diferentes cargas às amostras com um aparelho de ensaio de dureza Vickers para produzir padrões de indentação nas superfícies das amostras.

Subsequentemente, as amostras são submetidas a um ensaio de resistência (resistência à flexão de 3 pontos, 4 pontos ou biaxial). A tenacidade à fratura é calculada em função do valor de resistência medido, da carga de indentação aplicada e dos valores caraterísticos do material (módulo de elasticidade, dureza).

Testes laboratoriais realizados por Asai et al[5 8] mostraram que a carga de fratura das cerâmicas de vidro reforçadas com dissilicato de lítio (IPS e.max CAD - Ivoclar Vivadent) é significativamente mais elevada do que a das cerâmicas de vidro reforçadas com leucite (Empress ProCAD, Empress CAD - Ivoclar Vivadent).

Guazzato et al[50,51] testaram a resistência à flexão, a resistência à fratura (utilizando o método de resistência à indentação), o módulo de elasticidade e a dureza de diferentes materiais cerâmicos e o papel do seu conteúdo cristalino nestas propriedades. O estudo concluiu que um aumento do teor cristalino de uma vitrocerâmica é acompanhado de um aumento da resistência e da tenacidade à fratura, propriedades que são superiores no dissilicato de lítio em comparação com outras vitrocerâmicas. No entanto, em materiais com um teor cristalino comparável, alguns outros factores, como a porosidade, o tamanho, a forma e a orientação do grão, são importantes para determinar as propriedades mecânicas. No caso das cerâmicas prensáveis contendo dissilicato de lítio, a diferença no comprimento médio dos grãos não tem efeito mensurável na resistência e na tenacidade à fratura. Por outro lado, as variações mínimas do tamanho, forma e orientação do grão nas cerâmicas reforçadas com alumina infiltrada com vidro afectam fortemente a resistência e a tenacidade à fratura de duas cerâmicas que, de outro modo, seriam semelhantes. O estudo indicou que os valores médios da resistência à flexão e da tenacidade à fratura do dissilicato de lítio eram de 303 (MPa) e 3,0 (MPa m1/2), respetivamente, que eram superiores aos das cerâmicas de vidro reforçadas com leucite e inferiores aos das cerâmicas à base de zircónia.[58]

<u>**Dureza**</u>

A dureza é uma propriedade mecânica especial que afecta o sucesso dos materiais clínicos. Os materiais com uma dureza de superfície inferior podem deteriorar-se facilmente e a deterioração de uma superfície causa fadiga no material, o que diminui a sua taxa de sobrevivência .[59]

O dissilicato de lítio tem uma elevada dureza de 5,92 +/- 0,18 GPa.

Os fabricantes registaram uma dureza Vickers de cerca de 5,8 ± 0,2 GPa no seu estado totalmente cristalizado[38] . Albakry et al[10] também registaram uma dureza de 5,5GPa, semelhante aos resultados do fabricante

Lawson et al[60] realizaram um estudo para medir as propriedades mecânicas, tais como o desgaste, a resistência à flexão e a dureza de vários materiais CAD/CAM, incluindo o dissilicato de lítio (e.max CAD), um material CAD/CAM de silicato de lítio reforçado com zircónia (Celtra Duo), 3 compósitos de resina (Cerasmart, Lava Ultimate, Paradigm MZ100) e uma cerâmica infiltrada com polímero (Enamic). O estudo concluiu que o e.max CAD e o Celtra Duo eram mais fortes, mais rígidos e mais duros do que o Enamic, Paradigm MZ100, Cerasmart e Lava Ultimate. O estudo concordou que nenhum dos novos materiais "híbridos" alcançou a resistência à flexão comumente relatada como referência, o e.max CAD, o que levanta a questão se esses materiais são adequados para coroas posteriores em comparação com o dissilicato de lítio. As vitrocerâmicas têm uma microestrutura mais fina do que a Enamic, pelo que a abrasividade é menor e a cerâmica tem riscos mais finos·

Foi efectuado um estudo por Buchner et al[61] onde o vidro de dissilicato de lítio foi submetido a um tratamento de alta pressão associado a um tratamento térmico, tendo sido avaliados os efeitos da densificação e cristalização a alta pressão nas propriedades mecânicas. A dureza e o módulo de elasticidade foram examinados por indentação instrumentada utilizando uma ponta de Berkovich. Os resultados indicaram que o tratamento a alta temperatura sob alta pressão melhorou as propriedades mecânicas do LS2. Tanto a dureza como o módulo de elasticidade aumentaram visivelmente quando as amostras foram submetidas simultaneamente a alta temperatura e HPHT. O efeito foi mais evidente para as amostras processadas a 4,0 e 7,7 GPa a alta temperatura.

Freiman e Hench[62] . observaram um aumento das propriedades mecânicas do vidro LS2 com a cristalização a alta temperatura, e atribuíram este facto a uma diminuição do caminho livre médio entre cristais resultante do processo de cristalização. Este é provavelmente também o caso das amostras processadas a alta pressão e alta temperatura em condições favoráveis para a nucleação e crescimento.

Um estudo realizado por Lien et al[6] 3 sobre a evolução microestrutural e o comportamento físico de vitrocerâmicas de dissilicato de lítio também apresentou resultados semelhantes

As qualidades estéticas das restaurações em cerâmica pura são excelentes, mas a sua falta de resistência afecta a sua utilização a longo prazo. Os diferentes tratamentos de superfície afectam a dureza da superfície de todos os materiais cerâmicos, mas os tratamentos não afectam a resistência. Poderá ser eficaz aplicar os tratamentos de superfície em conjunto para aumentar a resistência dos materiais. Assim, foi realizado um estudo por Ozdogan et al[64] para investigar o efeito de diferentes tratamentos de superfície na dureza Vickers e na resistência à flexão de cerâmicas de zircónio e dissilicato de lítio. Os resultados mostraram que havia diferenças estatisticamente significativas entre a resistência à flexão dos materiais cerâmicos, mas não havia diferenças estatisticamente significativas entre os tratamentos de superfície nem dos tratamentos de superfície na resistência à flexão da cerâmica de zircónio e dissilicato de lítio.

Este estudo concluiu que os tratamentos de superfície aumentaram a dureza Vickers dos espécimes de zircónia e dissilicato de lítio; no entanto, não afectaram a resistência à flexão de ambos os materiais cerâmicos. Os valores de dureza mais elevados das cerâmicas de dissilicato de lítio foram produzidos pela aplicação de CoJet e jato de areia. O CoJet, o jato de areia e a aplicação de um laser Er:YAG aumentaram a resistência à flexão do dissilicato de lítio; no entanto, estas diferenças não foram estatisticamente significativas

<u>INDICAÇÕES E CONTRA-INDICAÇÕES</u>

- ✓ Facetas
- ✓ Inlays
- ✓ Onlays
- ✓ Facetas oclusais
- ✓ Coroas endodônticas
- ✓ 3 pontes unitárias
- ✓ Coroas anteriores
- ✓ Coroas posteriores
- ✓ Pilar híbrido

O dissilicato de lítio é um dos materiais totalmente cerâmicos sem metais mais versáteis, utilizado pelo seu elevado potencial estético, boas propriedades mecânicas e resistência de ligação favorável aos tecidos dentários, devido ao seu teor de sílica. Pode ser prensada ou fresada, e pode ser produzida como uma restauração monolítica ou folheada para um resultado altamente estético. Esta cerâmica é indicada para facetas, coroas unitárias, inlays, coroas anteriores e pontes anteriores de 3 unidades. Muitos estudos avaliaram a resistência à fratura e a adesão à estrutura dentária da coroa de dissilicato, sendo considerada uma alternativa de tratamento fiável, mesmo para áreas posteriores com elevada carga, como Onlays, Facetas Oclusais e pontes de 3 unidades para pré-molares. Em geral, estes materiais demonstram vantagens específicas para dentistas e pacientes, incluindo uma maior resistência dos bordos em comparação com o material vitrocerâmico tradicional. As restaurações demonstram uma resistência "monolítica" diferente de qualquer outra restauração metálica ou sem metal. O dissilicato de lítio também pode ser utilizado para coroas unitárias cimentadas em pilares de implantes de titânio ou zircónia. Também pode ser utilizado para pilares híbridos sobre implantes de titânio 8 9,32,34,38,39,47,65,66,67,6, .

A restauração direta com resina composta tem vantagens como a conservação do tecido dentário, o baixo custo, a reversibilidade e uma técnica relativamente simples. No entanto, para a reconstrução de dentes extensos, os compósitos têm uma elevada taxa de insucesso. Esta pode dever-se a cáries secundárias, perda da restauração, impregnação do pigmento, fratura, defeitos marginais e elevado grau de instabilidade da cor. As melhorias nos materiais dentários tornaram a cerâmica uma opção desejável para procedimentos de restauração estética indirecta9,10 , especialmente sob a forma de facetas. As cerâmicas de vidro têm resistência à compressão, suavidade de superfície, resistência à abrasão, brilho e baixa acumulação de placa bacteriana. As facetas podem ser usadas para o tratamento de descoloração e/ou manchas, diastema da linha média e forma anormal do dente[69] .

Nalguns casos, é desejada uma preparação mínima do dente; por exemplo, para facetas finas, o dissilicato de lítio permite que os laboratórios pressionem restaurações tão finas como 0,3 mm, assegurando simultaneamente uma resistência de 400 MPa. Se existir espaço suficiente, por exemplo, em casos de retrusão de um dente, são possíveis facetas sem preparação com dissilicato de lítio. Isto reduz a quantidade de estrutura dentária que necessita de preparação e permite a utilização destas facetas sem preparação .[70]

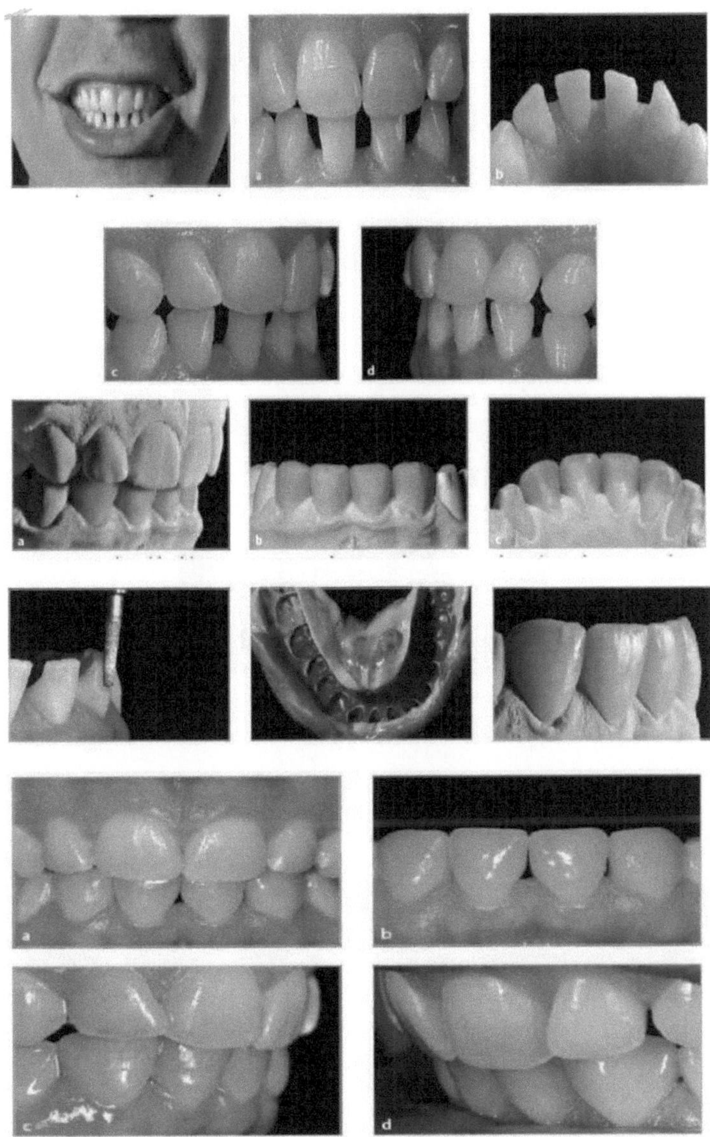

Fig. 5.1: Facetas para 31,32,41,42

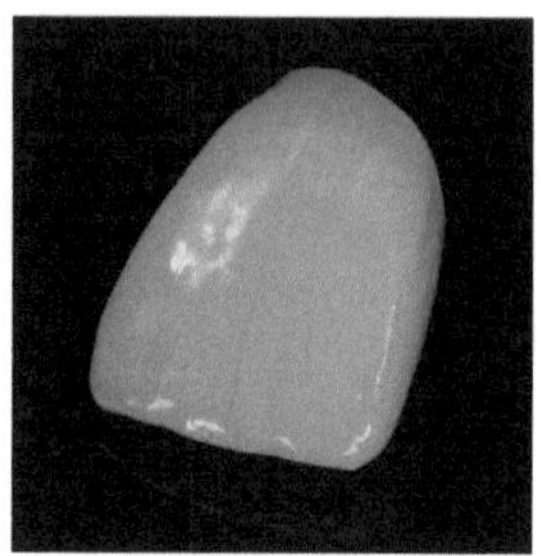

Fig 5.2: Coroa anterior

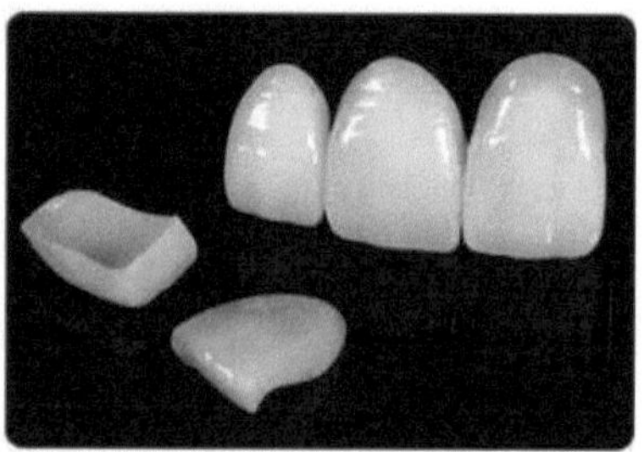

Fig. 5.2: Facetas

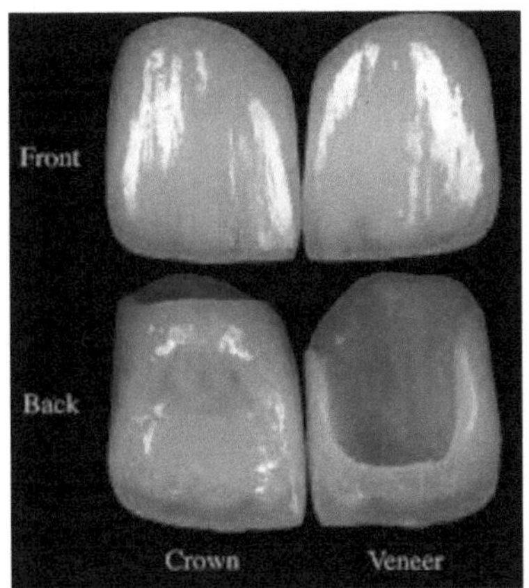

Fig. 5.3

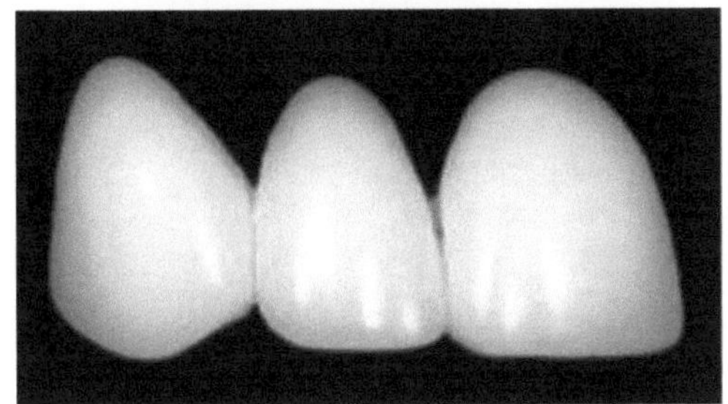

Fig: 5.4: Ponte anterior de 3 unidades

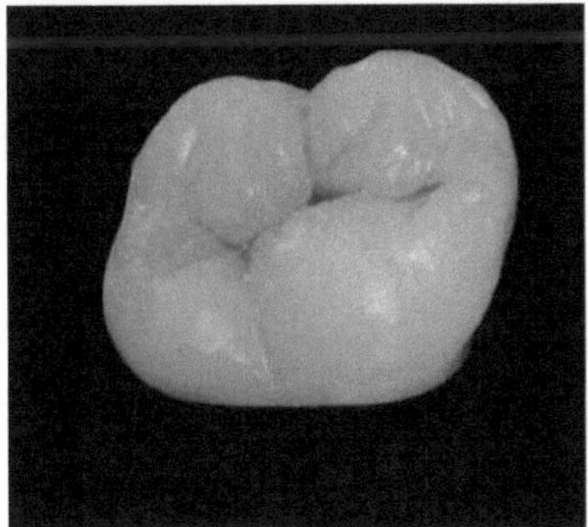

Fig: 5.4: Coroa simples posterior

A perda substancial de tecido duro dentário, associada às preparações clássicas de coroas ou pontes, é cada vez mais considerada um aspeto crítico. A abrasão, o atrito e a erosão, bem como as suas combinações, são cada vez mais considerados como os principais factores de risco para a perda precoce de estrutura dentária dura e, consequentemente, da dimensão vertical da oclusão (DVO); os pacientes mais jovens também são afectados por estes problemas .[71,72,73]

Devido a melhorias contínuas na tecnologia adesiva, bem como na ciência dos materiais, os protocolos de tratamento minimamente invasivos estabeleceram-se na medicina dentária restauradora moderna. Os onlays oclusais cimentados adesivamente, que se caracterizam por uma preparação específica do defeito e menos retentiva, permitem uma perda consideravelmente reduzida de tecidos dentários duros .[74,75,76]

Os estudos referiram que a superfície, a cor e a integridade marginal das coroas se situavam no intervalo de excelência .[77]

Edelhoff D et al[78] relataram uma taxa de sobrevivência dos onlays oclusais analisados da IPS e.max Press de 100% durante o tempo médio de observação de 11 anos. Embora os onlays oclusais fossem minimamente invasivos e produzidos com uma espessura mínima de 1mm, eles mostraram resultados ainda melhores do que as coroas totais, ao contrário de alguns estudos.

Pode dizer-se que as restaurações de cerâmica monolítica de dissilicato de lítio com uma espessura de camada mínima de 1 mm representam uma opção de tratamento fiável em certos casos em que são necessárias coroas parciais e tampos de mesa de cobertura total, na forma monolítica, mesmo e especialmente se o VDO tiver de ser aumentado. Apresenta propriedades que são muito favoráveis quando os dentes são severamente desgastados ou é necessária uma correção oclusal pesada (como na mordida aberta lateral pós-ortodôntica) .[79,80,81,82,83,84]

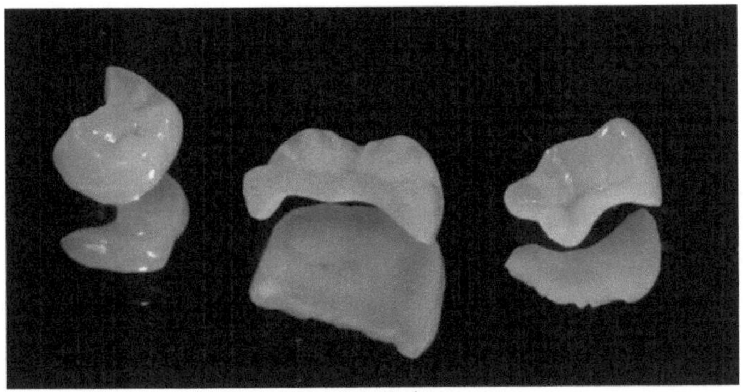
Fig: 5.5: Onlays

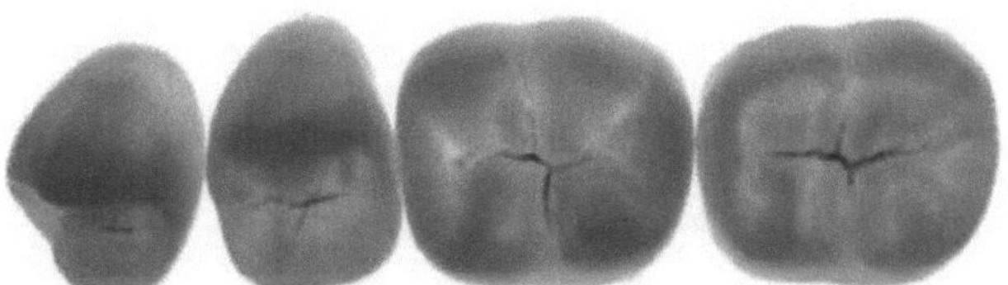
Fig: 5.6: Onlays oclusais de dissilicato de lítio minimamente invasivos prensados

A restauração com endocrown tem sido sugerida como um tratamento alternativo para dentes posteriores tratados endodonticamente[85] . Esta técnica baseia-se na reconstrução do dente associando a restauração coronal e do núcleo numa coroa de uma só peça, que será ancorada na câmara pulpar e nas margens cervicais. As paredes da câmara proporcionam uma retenção macromecânica, enquanto a cimentação de ligação proporciona uma retenção micromecânica sem a utilização de retentores intracanais[86,87,88,89,90,91]

Esta restauração demonstrou retenção, estabilidade e desempenho mecânico adequados, além de reduzir o stress sobre a dentina e o cimento resinoso. As endocrowns também são indicadas para os casos que apresentam espaço intermaxilar reduzido ou coroas clínicas curtas com pouca retenção e estabilidade; e também para dentes com canais radiculares severamente curvos, o que evita a inserção de retentores intracanais. A longevidade e o sucesso das endocrowns dependem das caraterísticas do preparo, da adesão e do material restaurador, especialmente o avanço desta restauração para dentes tratados endodonticamente depende da adesão proporcionada por sistemas adesivos eficazes. Por conseguinte, o dissilicato de lítio é ideal para ser utilizado como cerâmica da endocrown[9] 2.

Considerando os parâmetros de Weibull, a ligação parece ser mais fiável nas endocrowns de dissilicato de lítio, tanto para cargas axiais como laterais, do que nas fabricadas com resina composta multifásica .[93]

Altier et al[9] 4 compararam a resistência à fratura de três endocrowns diferentes feitos de cerâmica de dissilicato de lítio e de dois compósitos de resina indirectos diferentes e determinaram que os endocrowns de cerâmica de dissilicato de lítio apresentavam uma resistência à fratura superior à dos grupos de compósitos indirectos. Em comparação com a porcelana feldspática, este material apresentou uma maior resistência à fratura.

As endocrowns de dissilicato de lítio também demonstraram uma melhor ligação à estrutura dentária e uma maior resistência à compressão em comparação com dentes tratados endodonticamente restaurados com coroa e retentor intracanal, como consequência de menos interfaces entre as diferentes alternativas de restauração

Um recente ensaio prospetivo, aleatório e controlado de 3 anos demonstrou que as coroas parciais LS2 podem ser utilizadas como soluções de restauração bem sucedidas para dentes posteriores tratados endodonticamente, sem diferenças significativas entre pré-molares ou molares e com ou sem a utilização de pinos de fibra .[95]

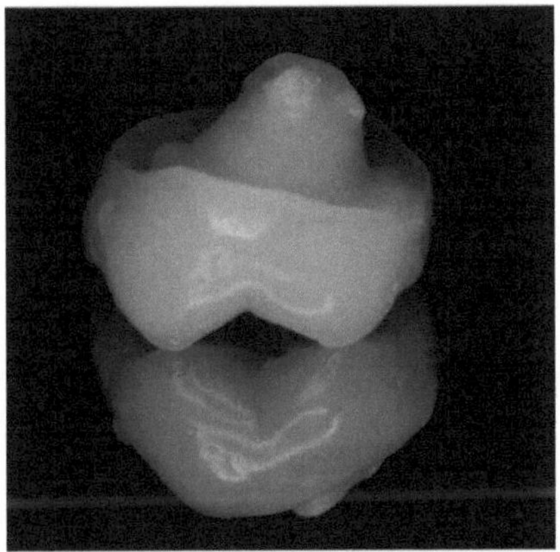

Fig: 5.7: Coroa de endocrown de dissilicato de lítio

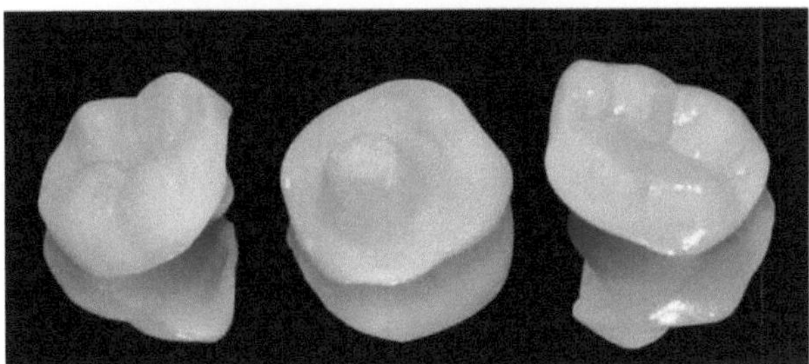

Fig: 5.7: Coroa de endocrown de dissilicato de lítio

O Pilar Híbrido surgiu como uma alternativa para manter um volume estável e favorável de tecido peri-implantar; é composto por uma mesoestrutura em cerâmica e uma conexão metálica, que pode ser usinada de acordo com o perfil de emergência peri-implantar. Um pilar híbrido procura manter o maior volume de sua estrutura em cerâmica e a conexão em metal, que pode ser usinada de acordo com o perfil de emergência periimplantar

Uma coroa de pilar híbrido combina o pilar e a coroa num só. É prensada monoliticamente e, em seguida, ligada de forma segura à base de ligação de titânio com a ajuda do pilar híbrido Multilink e, subsequentemente, aparafusada no local.

Normalmente, as coroas de dissilicato de lítio são cimentadas em pilares híbridos de zircónia para melhorar a estética na região dentária anterior .[96]

No entanto, o dissilicato de lítio prensado com uma resistência de 400Mpa oferece uma solução em combinação com uma base de titânio (base de Ti), permitindo aos ceramistas de laboratório e aos dentistas fornecer restaurações de implantes que demonstram uma função previsível, caraterísticas ópticas realistas e uma estética bonita. Um pilar híbrido fabricado a partir de dissilicato de lítio prensado permite o ajuste ideal da forma, do perfil de emergência e das propriedades estéticas de acordo com a situação clínica. A caraterização individual produz uma aparência natural perto da raiz e da área de transição para a coroa, o que é especialmente importante para tratamentos com implantes anteriores.

A geometria do pilar híbrido integra facilmente a restauração porque a margem de preparação da coroa cai ao nível da gengiva, tornando a remoção do excesso de

cimento sem problemas. O pilar prensado é cimentado à base de Ti extraoralmente,

utilizando um primário de restauração universal e um compósito de cimentação

autopolimerizável com uma opção de fotopolimerização .[97]

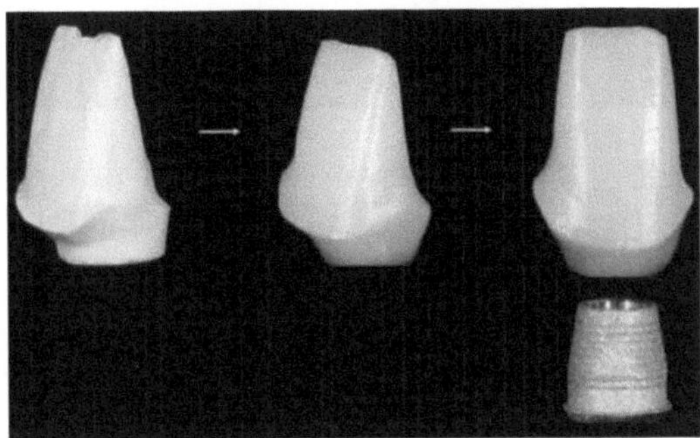

Fig: 5.8: Dissilicato de lítio como pilar híbrido

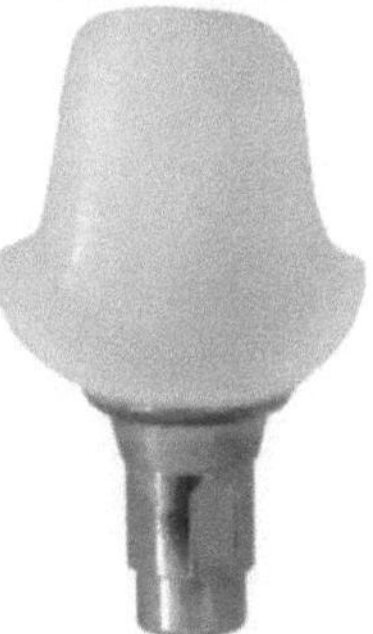

Fig: 5.9: Dissilicato de lítio como pilar híbrido

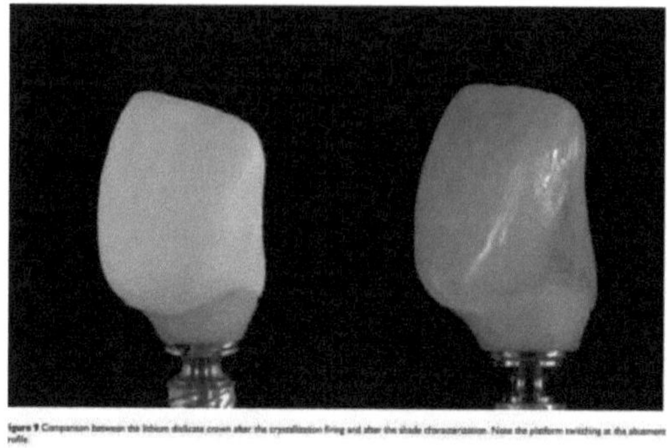

Fig: 5.10: Comparação entre a coroa de dissilicato de lítio após a queima de cristalização e a caraterização da cor.

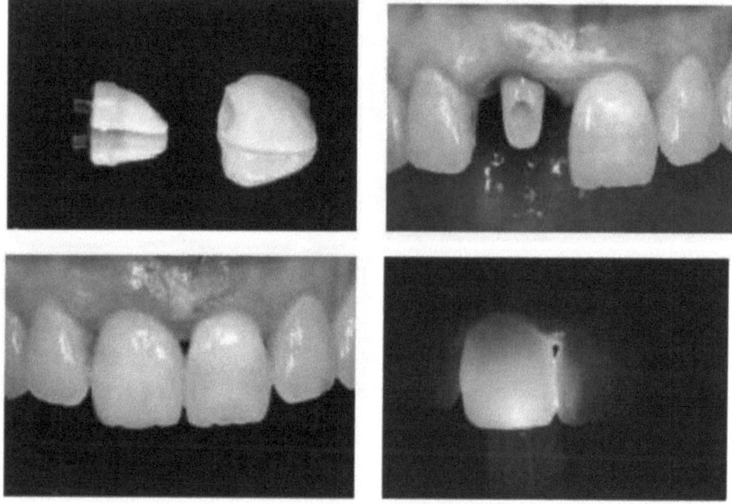

Fig: 5.11 A: Pilar e coroa de dissilicato de lítio. B: Dissilicato de lítio aparafusado no implante. C: Coroa de dissilicato de lítio cimentada no pilar. D: Pilar e coroa de dissilicato de lítio iluminados

A durabilidade química, a natureza estética e a translucidez melhorada tornam os

LDGC excelentes materiais para utilização em implantes dentários[98,99] . Em comparação com os policristais estabilizados com ítrio típicos, embora a resistência dos LDGCs seja inferior, a sua translucidez e correspondência de cor com os dentes naturais é excelente .[100,101,102,103,104,105]

Estudos prospectivos, a médio prazo[106,107] relataram boas taxas de sobrevivência cumulativa, tanto para coroas suportadas por dentes (94,8% após 8 anos) como para coroas suportadas por implantes, feitas por procedimento CAD-CAM após moldagem convencional (100% após 5 anos)

Um estudo prospetivo recente[108] sobre restaurações monolíticas unitárias suportadas por implantes, feitas de LS2 num fluxo de trabalho digital completo, demonstrou taxas de sobrevivência de 100%, sem quaisquer complicações técnicas ou biológicas, após 2 anos de serviço

Kern et al[109,] recomenda mesmo a sua utilização para o fabrico de pontes anteriores de 3 elementos que se estendem até ao segundo pré-molar. De facto, foram relatadas taxas de sobrevivência favoráveis após 2 anos, de 97,4 a 100% para as coroas unitárias,[110] e 93% para as pontes anteriores de 3 elementos .[111]

Do mesmo modo, estudos retrospectivos[112,113,114,115,116] demonstraram que o LS2 pode ter um desempenho clínico satisfatório com taxas de sobrevivência favoráveis e uma baixa incidência de falhas mecânicas, como descolagem, fracturas e lascas.

Na última década, o LS2 foi proposto para a produção de SCs monolíticos de contorno completo para serem colados a estruturas de arcada completa de zircónia CAD-CAM suportadas por implantes. Num estudo a médio prazo, esta solução de restauração apresentou uma taxa de sobrevivência de 100%, após 5 anos de acompanhamento .[117]

Recentemente, um estudo in vitro[118] sugeriu que as coroas LS2 suportadas por pilares de implante de poliéter-éter-cetona (PEEK) reforçados com cerâmica podem ser uma alternativa aos pilares de zircónia com uma base de titânio para restaurações de implante único na região anterior

Devido às suas propriedades mecânicas, o dissilicato de lítio pode ser considerado uma opção viável para o fabrico de facetas cerâmicas na presença de condições biomecânicas desfavoráveis; de facto, foi referido que os materiais cerâmicos mais rígidos exercem uma espécie de efeito de escudo sobre as estruturas dentárias subjacentes, reforçando o complexo restaurador .[119]

Estas soluções de restauração têm demonstrado resultados clínicos favoráveis na literatura mais recente, embora com um acompanhamento limitado .[120,121]

<u>CONTRA-INDICAÇÕES</u>

✓ FPDs posteriores de 4 unidades

✓ Implantes posteriores de 4 unidades FPD

✓ Pontes de longo vão

✓ FPDs de implantes de longo alcance

✓ Áreas de grande carga oclusal

✓ Hábitos parafuncionais como o bruxismo

✓ Casos com sobremordida profunda

É raro, mas as coroas E-max podem fraturar no momento da prova ou durante o ajuste da oclusão. A razão mais comum para a fratura da cerâmica é a espessura inadequada do material. A resistência declarada pelo fabricante de qualquer material cerâmico depende totalmente da espessura do material e do desenho da preparação. A recomendação é muito específica quanto aos requisitos de preparação dos dentes para os seus materiais, de modo a garantir a máxima resistência e uma longevidade previsível. As facetas podem ser feitas com uma espessura mínima de 0,3-0,4 mm, embora não seja o mesmo para as coroas completas, uma vez que estas requerem uma espessura superior de cerca de 1-1,5 mm de espessura da margem do ombro e o mesmo para a redução oclusal. Escusado será dizer que tudo o que for inferior às recomendações dos fabricantes resultará numa restauração final mais fraca. Por conseguinte, qualquer dente posterior ou área onde não seja possível proporcionar o espaço mínimo de 1,5 mm de folga é normalmente confinado para restaurações em vidro de dissilicato de lítio.

Os dissilicatos de lítio, embora tenham uma excelente translucidez e estética, não têm a resistência necessária em áreas com cargas oclusais pesadas, tais como os posteriores, onde é necessário fazer pontes de 3 unidades posteriores aos pré-molares ou pontes de longo alcance em qualquer região da arcada dentária

Apesar da melhoria das propriedades mecânicas das restaurações de cerâmica vítrea, a fratura continua a ser referida como a falha mais comum, sendo mais provável o envolvimento de restaurações estratificadas. Para além disso, o bruxismo ou a hipervigilância oclusal, que se caracteriza por uma amplificação das sensações aversivas e que pode aumentar a atividade dos músculos mastigatórios, são frequentemente referidos como uma das causas mais importantes destas falhas. Estas caraterísticas podem estar associadas a falhas nas restaurações, uma vez que a sobrecarga oclusal pode gerar um stress mecânico anormal. Assim, as restaurações de dissilicato de lítio são contra-indicadas em casos de hábitos parafuncionais como o bruxismo .[122]

Tendo em consideração a limitação dos dissilicatos de lítio, foi introduzido um novo material cerâmico. Como já foi referido, o silicato de lítio reforçado com zircónia (ZLS) baseia-se numa cerâmica de vidro de metassilicato de lítio (Li_2SiO_3) e é reforçado com cerca de 10% de dióxido de zircónio (ZrO_2). O ZLS combina as caraterísticas mecânicas positivas da zircónia com o aspeto estético da cerâmica vítrea, o que o torna uma escolha adequada para utilização em inlays, onlays, coroas posteriores: suportadas por dentes e implantes, bem como pontes em áreas posteriores de carga oclusal pesada. O material é adequado para a função oral, mesmo nas regiões posteriores onde as forças mastigatórias variam entre 600 e 900

<u>PREPARAÇÃO DOS DENTES</u>

O aumento da procura estética, sem sacrificar a preservação das estruturas biológicas, levou ao desenvolvimento e utilização, nos últimos anos, de novas gerações de cerâmicas. Estas incluem o dissilicato de lítio. As restaurações de LDG podem ser fabricadas utilizando técnicas de prensagem a quente por cera perdida ou procedimentos de desenho assistido por computador/fresagem assistida por computador (**CAD/CAM**). Entre os vários materiais cerâmicos CAD/CAM, o IPS e.max CAD exibiu propriedades mecânicas superiores e melhor ajuste interno do que os outros blocos cerâmicos usados para todas as restaurações cerâmicas.

Diferentes factores desempenham um papel significativo na determinação do sucesso de uma restauração: técnica de cimentação, sistema adesivo, espessura da restauração cerâmica, desenho da preparação.

Uma preparação dentária adequada deve proporcionar uma redução uniforme e uma folga suficiente para permitir a espessura ideal da restauração final sem causar qualquer perturbação do tecido periodontal, da estética e da durabilidade estrutural .[124]

A redução mínima do dente é crucial para o sucesso a longo prazo das restaurações adesivas. Está provado que a adesão ao esmalte é mais previsível na obtenção de um melhor sucesso a longo prazo do que a dentina, devido à sua maior percentagem de conteúdo mineral. A adesão ao esmalte demonstrou ser mais duradoura do que à dentina, uma vez que o esmalte intacto proporciona o substrato mais fiável para as facetas laminadas de porcelana gravada .[125,126]

As facetas de cerâmica demonstraram ser um tratamento de longa duração quando comparadas com as facetas de compósito e proporcionam uma estética superior a longo prazo. As facetas tornaram-se a restauração fixa conservadora mais comum porque requerem apenas 25% da quantidade de redução do dente quando comparadas com restaurações de coroa de cobertura completa .[127]

O armamentário de preparação é padrão, quer se esteja a preparar uma coroa num molar, ou uma faceta num incisivo central. Com o advento da tecnologia adesiva, as regras da preparação dos dentes mudaram. Já não é necessário utilizar especificamente os princípios de G.V. Black. A retenção macro-mecânica continua a ser uma consideração. A criação de uma base sólida para o material cerâmico dentário é o mais importante. Temos de nos lembrar que, para cada restauração colocada na boca, o material deve ter uma espessura suficiente para suportar as forças que lhe são impostas por si só, ou está destinado a falhar.

Armamentário

Os instrumentos necessários para a preparação de uma coroa de facetas parciais incluem os seguintes:

- Diamante estreito (aproximadamente 0,8 mm), de ponta redonda e cónica (grão regular ou grosso)
- Broca de diamante (grão fino) ou de carboneto de tungsténio de tamanho regular (aproximadamente 1,0 mm), com extremidade redonda e cónica
- Broca redonda de 1 mm ou fresa de 0,5 mm de profundidade
- Diamante em forma de bola de futebol ou em forma de roda (grão normal)
- Pedras de acabamento, Tira de acabamento, Pedras de acabamento

Os diamantes de grão regular ou grosso são utilizados para a redução em massa, e os diamantes de grão fino ou as brocas de carboneto de tungsténio para o acabamento.

O ombro clássico é a linha de acabamento de eleição para a coroa totalmente em cerâmica. A saliência larga oferece resistência às forças oclusais e minimiza a tensão que pode levar à fratura da porcelana. Produz os espaços para contornos de restauração saudáveis e máxima estética. O ombro radial é uma forma modificada da linha de acabamento do ombro. A largura do ombro é ligeiramente arredondada pelo ângulo interno arredondado. Esta linha de acabamento é utilizada numa variedade de situações como inlay, onlays, coroas de cobertura total. É também uma boa linha de acabamento para preparos com paredes extremamente curtas porque facilita paredes axiais que são quase paralelas .[128,129]

De acordo com os fabricantes, Para a preparação de restaurações em cerâmica pura, aplicam-se os seguintes princípios simples:

- Sem ângulos ou arestas
- Preparação de ombros com arestas interiores arredondadas e/ou

preparação de chanfros

- Para restaurações fabricadas em CAD/CAM, o bordo incisal da preparação deve ter pelo menos 1,0 mm (geometria da ferramenta de fresagem) para permitir uma fresagem óptima da área incisal durante o processamento CAD/CAM.

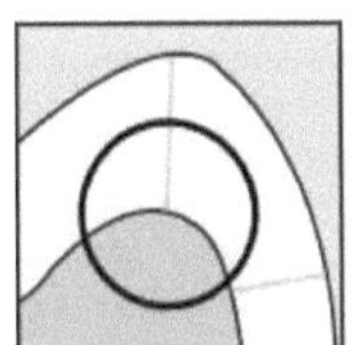 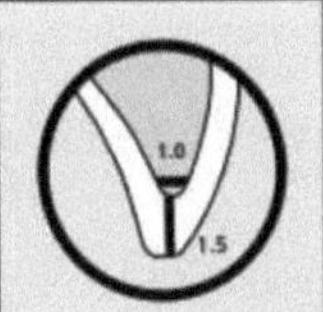 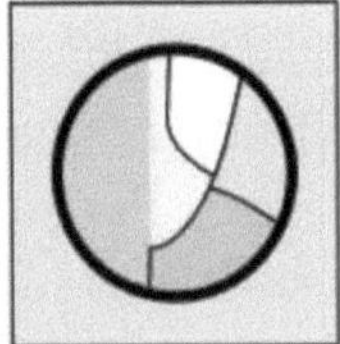 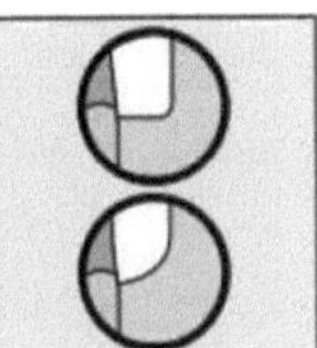

Figura 6.1

Folheados laminados

Inicialmente, foi dito que as facetas laminadas requerem pouca ou nenhuma preparação do dente e, por conseguinte, houve um aumento considerável da espessura do dente e também do sobrecontorno gengival e proximal.

Todas as técnicas implicam alguma forma de remoção de quantidades variáveis de estrutura dentária [130,131,132,133,134,135]

A maioria dos dentistas aceita a importância da preparação do dente para aumentar a longevidade de um procedimento. O esmalte deve ser reduzido em 0,3-0,5 mm numa preparação intra-esmalte conservadora, com a linha de acabamento o mais próximo possível da gengiva. Para assegurar a força de ligação da resina composta à superfície do dente, é necessário reduzir ligeiramente o esmalte .[136,137]

Devido à sua fraca capacidade de retenção, a superfície superior aprismática dos dentes maduros que não foram preparados deve ser removida.

Como a anatomia e a cor da restauração são diretamente afectadas pelo desenho da preparação, é necessário um planeamento muito preciso. O material cerâmico permite a reprodução da transmissão natural da luz (ou seja, refração, reflexão, translucidez) e um resultado estético pode ser prejudicado por uma preparação dentária insuficiente em relação aos parâmetros dos tecidos moles e à restauração.

Para manipular a luz e estabelecer uma profundidade de translucidez e espaço para os efeitos incisais, é desejada uma espessura mínima de cerâmica de 0,3 a 0,9 mm.

Em geral, a preparação deve proporcionar uma redução de aproximadamente 0,5 mm[138,139,140]

Uma vez que alguns casos especiais necessitam de profundidades de preparação mais agressivas, como no caso dos dentes descoloridos ou desalinhados facialmente, a redução da superfície facial nos dentes que sofrem de descoloração grave não deve ser limitada ao esmalte. A preparação terá de ser mais profunda, mesmo que exponha a dentina. Sempre que possível, recomenda-se aumentar a profundidade de redução para 0,5 mm na região cervical e 0,7 mm no terço médio e nas áreas incisais.

Devido a esta redução mínima e ao facto de o dissilicato de lítio ter a propriedade de absorver uma quantidade suficiente de carga e de se preocupar com a estética e a saúde periodontal, é normalmente preferido nestes casos um bordo de penas ou um chanfro ligeiro.

As margens da preparação incisal não devem estar localizadas na área das superfícies de abrasão ou das superfícies oclusais dinâmicas.

Folheado

A Ivoclar vivadent sugere aos clínicos que assegurem que a espessura mínima da camada da faceta fina na área cervical e labial é de 0,3 mm para a técnica PRESS,

ou de 0,4 mm a 0,5 mm para a técnica CAD. E para se certificar de que a espessura

da restauração no bordo incisal é de 0,4 mm para a técnica PRESS e de 0,5 mm

para a técnica CAD, uma vez que as facetas finas eMax, por exemplo, podem

apenas necessitar de uma redução facial de 0,3 mm. E para as facetas Thicker

Veneers é necessário reduzir a área cervical e/ou labial em 0,6 mm, e o bordo incisal

em pelo menos 0,7 mm.

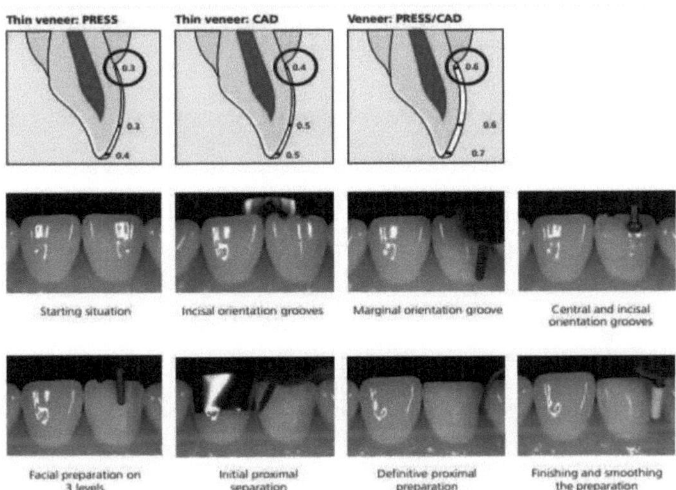

Fig. 6.2: Preparação do dente para a faceta

Uma faceta oclusal

Uma faceta oclusal na parte posterior que esteja colada ao esmalte pode necessitar

apenas de 1 mm de preparação da superfície oclusal ou de redução oclusal. A faceta

oclusal requer uma redução uniforme da forma anatómica, respeitando as

espessuras mínimas estipuladas. Preparar um ombro circular com bordos interiores arredondados ou um chanfro num ângulo de aproximadamente 10 a 30 graus.

Assegurar que a largura do ombro circular/chanfro é de, pelo menos, 1,0 mm.

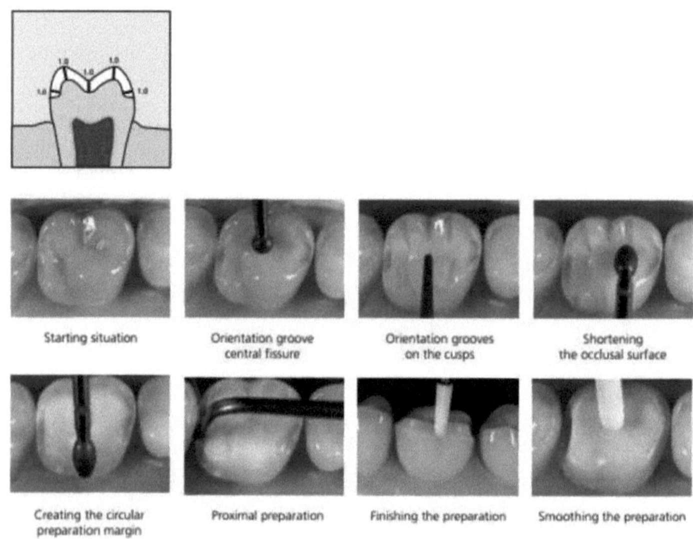

Fig. 6.2: Preparação do dente para faceta oclusal

Inlay, onlay

As brocas cónicas de diamante podem produzir a divergência necessária para as paredes internas e criar as margens definidas de 90 graus da superfície da cavidade que ajudam a manter o volume e a resistência necessários.

Uma extremidade ligeiramente arredondada de um cilindro cónico de extremidade plana facilita uma forma interna sem ângulos agudos. Uma forma interna arredondada evita concentrações de tensão ou vazios no agente de cimentação de ligação à resina. Também permite ao dentista obter uma excelente definição das margens da superfície cavo.

Certificar-se de que as margens da preparação não estão localizadas na área de contactos antagonistas estáticos ou dinâmicos. Assegurar que a profundidade da preparação é de, pelo menos, 1,0 mm e que a largura do istmo é de, pelo menos, 1,0 mm na área da fissura. Preparar a caixa proximal com paredes ligeiramente divergentes e observar um ângulo de 100 a 120 graus entre as paredes da cavidade proximal e as superfícies do inlay proximal. Evitar o contacto da crista marginal com o inlay no caso de paredes cavitárias convexas pronunciadas sem apoio adequado do ombro proximal. Arredondar os bordos internos de modo a evitar a concentração de tensões no material cerâmico. A caixa proximal deve ser alargada para permitir uma folga proximal mínima de 0,6 mm para a moldagem. A folga oclusal deve ser, no mínimo, de 1-1,5 mm para evitar a fratura em todas as excursões em onlays. A margem deve ser mantida supragengival, o que facilita o isolamento durante o procedimento de cimentação crucial e melhora o acesso para o acabamento

TABLE 11-2	Preparation Guidelines for All Ceramic Inlays and Onlays
Internal Dimensions	**External Dimensions**
Pulpal depth: 1.5-2.0 mm	Cavosurface margins: 90 degrees
Rounded internal line angles	Isthmus width: 2 mm
Axial wall convergence: 10-12 degrees	Occlusal reduction: 2 mm
Axial wall reduction (boxes): 1.0-1.5 mm	Smooth margins, no sharp transitions

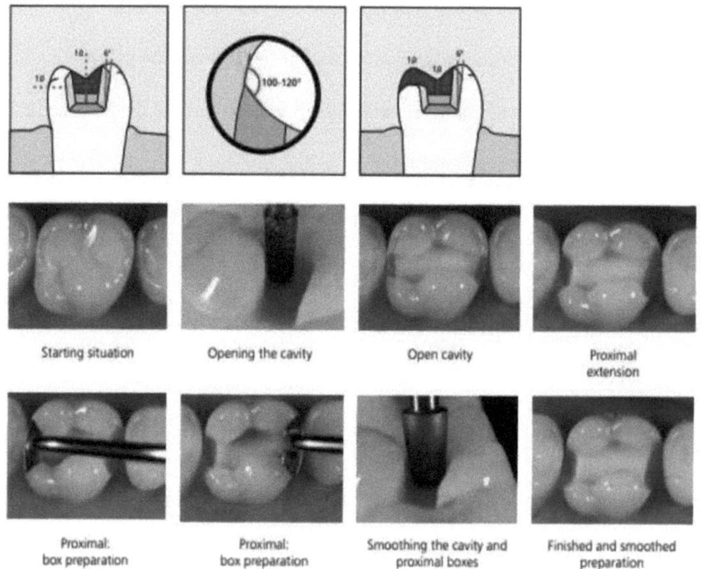

Fig. 6.3: Preparação do dente para Inlay

Coroa parcial

Para uma coroa parcial, temos de nos certificar de que as margens da preparação não estão localizadas na área de contactos antagonistas estáticos ou dinâmicos semelhantes aos de facetas posteriores, inlay/onlays ou em qualquer caso de envolvimento de dentes posteriores.

Prever um espaço mínimo de 1,5 mm nas zonas das cúspides.

Preparar um ombro circular com arestas interiores arredondadas ou um chanfro num ângulo de aproximadamente 20 a 30 graus.

Certificar-se de que a largura do ombro/chanfro é de pelo menos 1,0 mm.

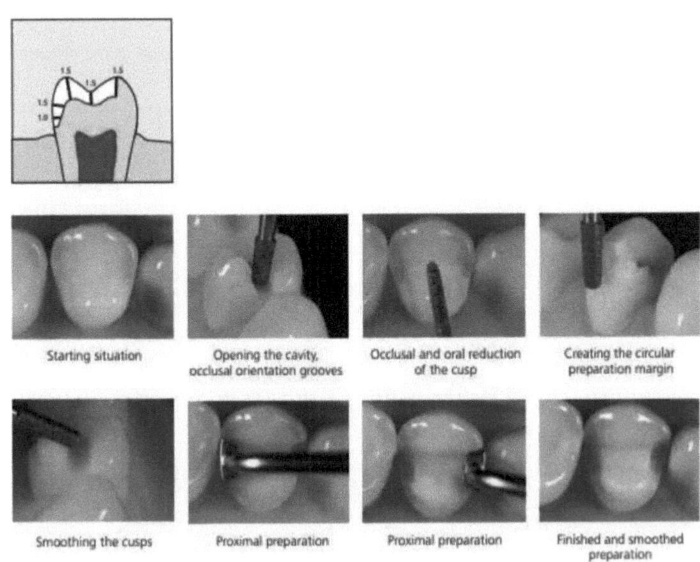

Fig. 6.4: Preparação do dente para Faceta Oclusal

Coroa anterior

Reduzir uniformemente a forma anatómica, respeitando as espessuras mínimas estipuladas. Preparar um ombro circular com arestas interiores arredondadas ou um chanfro num ângulo de aproximadamente 10 a 30 graus. Assegurar que a largura do ombro circular/chanfro é de, pelo menos, 1,0 mm. Reduzir o terço incisal da coroa em pelo menos 1,5 mm. No final, a redução do bordo incisal deve proporcionar 1,5 a 2,0 mm de espaço livre para a cerâmica em todos os movimentos de excursão da mandíbula. Reduzir o aspeto lingual/palatino em pelo menos 1,2 mm.

Se a restauração for utilizada em dentes posteriores (raro), são necessários 2 mm de folga em todas as cúspides.

As margens de chanfro e de borda de pena são contra-indicadas para coroas de cobertura total

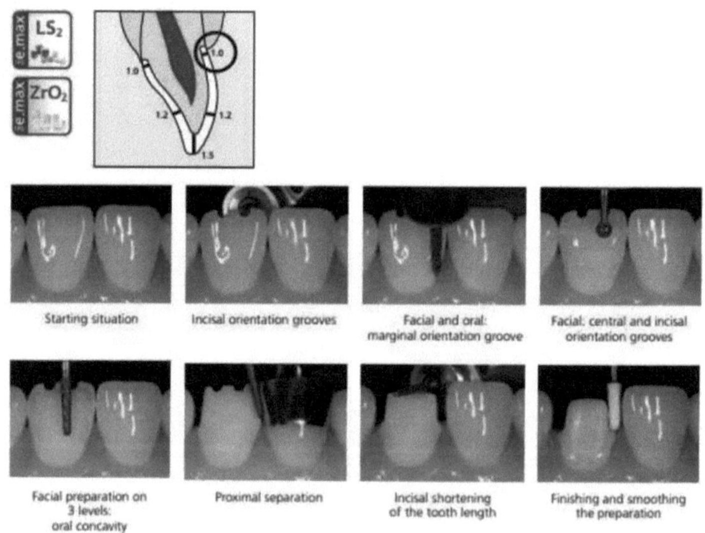

Fig. 6.5: Preparação do dente para a coroa anterior

Ponte de 3 unidades

Para uma ponte de 3 elementos, a preparação dos dentes do pilar é a mesma que para as coroas anteriores e posteriores.

Para dentes anteriores

Preparar um ombro circular com arestas interiores arredondadas ou um chanfro num ângulo de aproximadamente 10 a 30 graus.

Assegurar-se de que a largura do ombro circular/chanfro é de pelo menos 1,0 mm.

Reduzir o terço incisal da coroa em, pelo menos, 1,5 mm. - Reduzir a zona vestibular e/ou oral em, pelo menos, 1-1,2 mm.

Para dentes posteriores

Preparar um ombro circular com arestas interiores arredondadas ou um chanfro num ângulo de aproximadamente 10 a 30 graus.

Assegurar que a largura do ombro circular/chanfro é de pelo menos 1,0 mm. - Reduzir o terço oclusal da coroa em, pelo menos, 1 a 1,5 mm

Reduzir a área bucal ou palatina/lingual em pelo menos 1,5 mm para LS2

Relativamente às pontes em cerâmica de vidro de dissilicato de lítio (LS2): Dadas as diferentes forças mastigatórias, a largura máxima aceitável do pôntico é diferente na região anterior e posterior. A largura do pôntico é determinada no dente não preparado.

Na região anterior (até ao canino), a largura do pôntico não deve exceder 11,0 mm.

Na região dos pré-molares (canino até ao segundo pré-molar), a largura do pôntico não deve exceder 9,0 mm

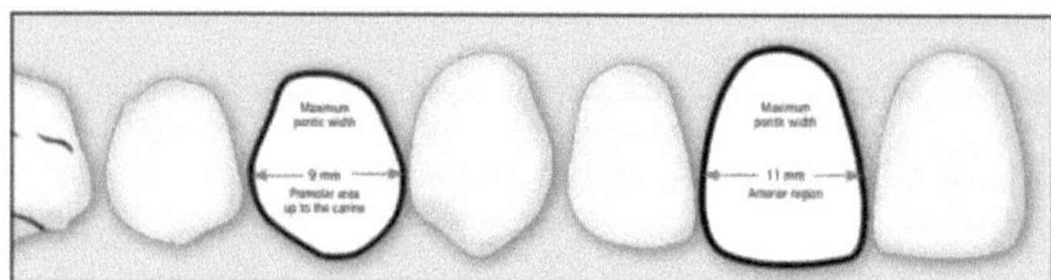

Fig. 6.6: Preparação do dente para ponte de 3 unidades

As configurações de acabamento para o **Endocrown** destinam-se a obter uma redução global da altura da superfície oclusal de, pelo menos, 2 mm na direção axial e a obter uma margem cervical ou "calçada cervical" sob a forma de uma junta de topo.

A margem cervical tem de ser supragengival e as paredes de esmalte com menos de 2 mm têm de ser eliminadas. Utilizámos uma broca de diamante cilíndrico-cónica mantida paralelamente ao plano oclusal, para reduzir a superfície oclusal.

Utilizámos uma broca diamantada cilíndrico-cónica com uma convergência oclusal total de 7° para criar continuidade entre a câmara pulpar coronal e a cavidade de acesso endodôntico. A broca foi orientada segundo o longo eixo do dente; a preparação foi efectuada sem demasiada pressão e sem tocar no pavimento pulpar e a profundidade da cavidade deve ser de pelo menos 3 mm.

TRATAMENTOS DE SUPERFÍCIE E CIMENTAÇÃO CONSIDERAÇÕES

A longevidade e o sucesso das restaurações indirectas são influenciados pelo paciente e pelo operador. O doente dita a higiene oral, a dieta e os hábitos funcionais. O operador gere a preparação do dente, a moldagem e a cimentação. A cimentação é um passo crucial no processo de assegurar a retenção, o selamento marginal e a durabilidade das restaurações indirectas[141]

A palavra **"cimentação"** deriva da palavra latina **Lutum**, que significa lama. Os agentes de cimentação dentária proporcionam uma ligação entre a restauração e o dente preparado, unindo-os através de alguma forma de fixação superficial, que pode ser mecânica, micromecânica, química ou combinada. A cimentação refere-se a um mecanismo em que ocorre um bloqueio micromecânico entre os objectos a unir. Ligação é um termo que implica que ocorre uma interação química ou física entre as duas superfícies a serem atraídas (2). Cimento é um termo genérico para um meio de união que proporciona adesão e/ou travamento micromecânico entre as duas superfícies a serem unidas. De um modo geral, uma descrição genérica correta do material que estabelece a ligação entre o material de restauração e a preparação do dente (ou pilar do implante) deve ser cimento dentário.

Um **agente de cimentação** é uma aplicação de um cimento dentário. Os agentes de cimentação ligam uma estrutura dentária subjacente a uma prótese fixa, dando assim origem ao termo "agente de cimentação", uma vez que ligam, ou colam, duas estruturas diferentes. Existem duas finalidades principais dos agentes de cimentação em Medicina Dentária - fixar uma restauração fundida em prótese fixa (por exemplo, para utilização na retenção de um inlay, coroas ou pontes) e manter as bandas e aparelhos ortodônticos no local.

A seleção adequada de um agente de cimentação é a última decisão importante numa série de passos que requerem uma execução meticulosa e que determinarão o sucesso a longo prazo das restaurações fixas .[142,143]

De acordo com a longevidade esperada da restauração, os cimentos dentários podem ser divididos em 2 grupos: cimentos provisórios (temporários) e cimentos definitivos. Todos os cimentos definitivos podem ainda ser separados em 2 subgrupos: cimentos de cimentação e cimentos de ligação. Atualmente, existem 4 tipos de cimentos de cimentação comummente utilizados, incluindo o cimento de fosfato de zinco, o cimento de policarboxilato de zinco, o cimento de ionómero de vidro convencional e o cimento de ionómero de vidro modificado por resina. O único tipo de cimento de ligação é o cimento de resina, que é composto por diferentes subtipos .[144]

Os procedimentos de cimentação são adesivos ou não adesivos.[145,146]
A cimentação adesiva envolve a utilização de um agente para promover a ligação do material de restauração ao substrato; é uma combinação de ligação química adesiva e de interligação micromecânica.

A cimentação não adesiva (convencional) envolve a utilização de um agente de cimentação para preencher o espaço entre a restauração e o dente natural e baseia-se apenas na retenção micromecânica[147] . As indicações para cada tipo de cimentação são ditadas pela composição da cerâmica, pela forma de retenção e resistência do preparo disponível e pelo controlo de campo no momento da cimentação[148,149] . Os preparos curtos e cónicos beneficiarão da cimentação através de técnicas adesivas, porque este processo cria uma camada híbrida de dentina que melhora a retenção mecânica da restauração .[148]

Existem vários métodos para condicionar as superfícies cerâmicas de modo a melhorar a ligação aos cimentos resinosos, embora os efeitos dos diferentes tratamentos de superfície na ligação dependam fortemente do tipo e da microestrutura da superfície cerâmica a que se pretende ligar .[150,151,152]

Tratamento de superfície

Devido à presença de sílica, a LS2 é uma cerâmica sensível ao ácido, pelo que se espera uma elevada força de adesão ao substrato, devido a mecanismos de ligação micromecânicos e químicos. Para melhorar a ligação, a superfície da cerâmica é tratada com agentes mecânicos e/ou químicos.

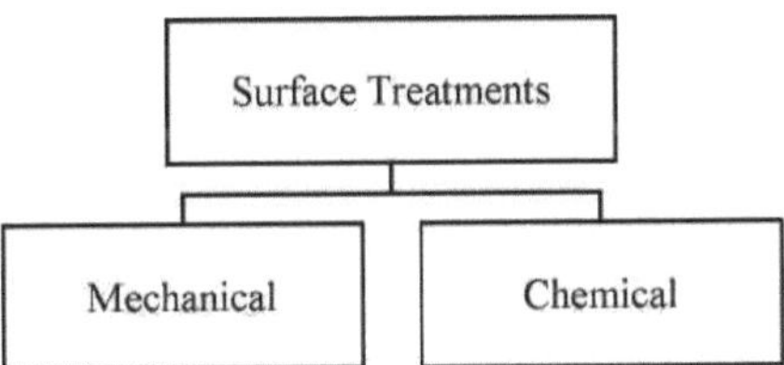

Ligação mecânica

A ligação mecânica a superfícies cerâmicas pode ser melhorada através da criação de microirregularidades, buracos e rugosidade na superfície. Isto pode ser feito através da preparação da superfície por meio de retificação, abrasão com um instrumento rotativo de diamante, abrasão de partículas em suspensão no ar com óxido de alumínio, jato de areia e gravura com diferentes tipos de ácidos, como o ácido fosfórico, o fluoreto de fosfato acidulado e o ácido fluorídrico (HF).

O fluoreto de fosfato acidulado ou o ácido fosfórico (H3PO4) também foram utilizados para condicionar as superfícies cerâmicas; no entanto, a sua eficácia no aumento da resistência da ligação é ainda duvidosa[153]

O ácido fosfórico (H3PO4) é utilizado na indústria para gravar vidro a alta temperatura. À temperatura ambiente, a ação do H3PO4 limita-se a limpar a superfície cerâmica sem produzir um padrão de corrosão aparente, pelo que este tratamento não contribui para a resistência da ligação resina-cerâmica[154]

O ácido fluorídrico (HF) é normalmente utilizado para condicionar a porcelana para restaurações indirectas [155,156] .

A capacidade do HF para alterar a superfície cerâmica depende da microestrutura e da composição da cerâmica. As cerâmicas que contêm uma fase vítrea (leucite, feldspática à base de sílica ou cerâmica vítrea) podem ser gravadas com HF. A ação do condicionamento com HF na microestrutura destas cerâmicas é através da dissolução preferencial das fases vítreas da porcelana, o que aumenta a área de superfície e melhora a retenção micromecânica do cimento resinoso [155,156,157,158,159,160,161,162,163]

Os micro-sulcos formados na superfície da cerâmica pelo condicionamento ácido HF permitem a penetração da resina e dos componentes de enchimento do cimento compósito de cimentação para formar etiquetas de resina reforçadas com partículas que contribuem para uma forte ligação resina-cerâmica .[164]

Devido a esta capacidade do material de enchimento de penetrar nos micro-sulcos sem ser filtrado, a resistência da ligação resina-cerâmica pode aumentar substancialmente através do tratamento da cerâmica gravada com o agente de ligação com enchimento .[165]

Esta é uma das razões importantes e a facilidade de utilização que levou o ácido HF a ser recomendado para o tratamento mecânico de superfícies de vitrocerâmica como o dissilicato de lítio

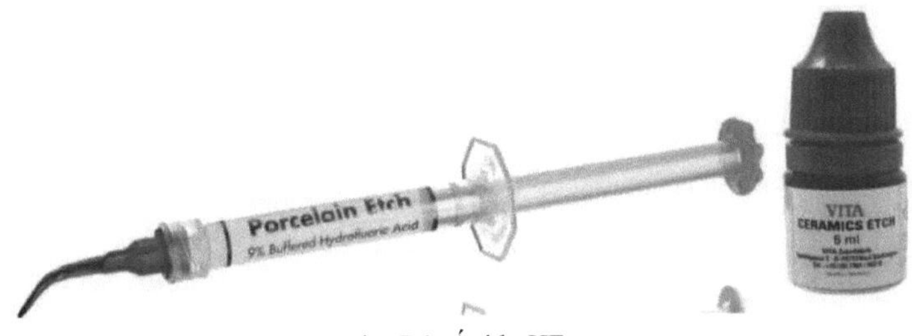

Fig. 7.1: Ácido HF

Antes da colagem de coroas de dissilicato de lítio, recomenda-se o condicionamento com ácido fluorídrico (HF). Estudos [166,167,168169,170] demonstraram que o condicionamento com HF com dissilicato de lítio melhorou a resistência da ligação. Estes estudos efectuaram o condicionamento com 9,5%-10% de HF durante 10 segundos ou 20 segundos e com 5% de HF durante 20 segundos.

Para o LS2, sugere-se **um condicionamento com HF de 20 s (a uma concentração de 5%)**, que é um tempo mais curto do que o solicitado para cerâmicas feldspáticas e à base de leucite (geralmente 60 s). Concentrações de HF mais elevadas (9-10%) e tempos de ataque mais longos demonstraram ser demasiado agressivos e podem introduzir danos relevantes, não só na superfície, mas também na microestrutura interna do material, influenciando negativamente a mecânica

desempenho (redução da resistência à flexão), potencial de adesão e sucesso a longo prazo das restaurações cerâmicas, particularmente quando a espessura é baixa [171,172,173,174].

Um estudo efectuado por Panah e outros[170] demonstrou que a resistência da ligação ao dissilicato de lítio melhorou significativamente com o tratamento com silano e melhorou ainda mais com o condicionamento com HF e depois com a utilização de silano. Nagai e outros[169] concluíram que o silano melhorou a resistência da ligação ao dissilicato de lítio. Além disso, descobriram que o condicionamento com HF melhorou a resistência da ligação mais em espécimes não silanizados do que naqueles que foram silanizados.[169,175,176,177]

Outro sistema para criar microirregularidades na superfície é o jato de areia LS2 com partículas de óxido de alumínio. O jato de alumina é utilizado para remover material de revestimento refratário durante os procedimentos laboratoriais das restaurações de cerâmica cozida quando é utilizada a tecnologia de prensagem a quente. Nestes casos, a superfície cerâmica é sempre suavemente rugosa. Verificou-se que a resistência de ligação do revestimento laminado de porcelana era maior quando gravado do que quando ligeiramente jato de areia.

No entanto, foi demonstrado que este procedimento, bem como a gravação a laser, pode determinar uma perda excessiva de material, com modificações superficiais que são menos uniformemente distribuídas do que após a gravação a HF e que podem reduzir significativamente a resistência à flexão , , , .[178,179,180,181]

As restaurações de cobertura parcial, como as restaurações inlay, onlay e facetas de porcelana, requerem cimentação adesiva para aumentar a sua retenção e resistência à fratura. As coroas de cobertura total podem ser cimentadas de forma convencional ou adesiva, de acordo com o desenho da preparação. A cimentação convencional é efectuada com agentes de cimentação convencionais, como os cimentos de ionómero de vidro modificados por resina, sem necessidade de agentes intermédios. Os preparos curtos e clinicamente não retentivos devem ser cimentados adesivamente. Outra consideração é o controlo do campo, uma vez que é imperativo que o clínico consiga um isolamento eficaz para manter o campo livre de saliva e outros contaminantes quando utiliza cimentos adesivos. A cimentação adesiva de cerâmica de vidro preenchida com partículas é semelhante à técnica utilizada para cerâmica de vidro predominantemente; no entanto, o clínico deve modificar o processo de condicionamento da superfície do entalhe da restauração para conseguir uma adesão óptima.

Os fabricantes recomendam a gravação da superfície do entalhe de. A cerâmica reforçada com dissilicato de lítio a ser condicionada com uma solução de **ácido HF a 5% durante aproximadamente 20 segundos**. De seguida, o clínico deve aplicar um silano, seguido de um sistema adesivo e de um cimento resinoso, semelhante ao protocolo utilizado para as cerâmicas predominantemente de vidro .[141]

Para a classe de vitrocerâmica, até à data, o condicionamento com ácido fluorídrico (HF) é o procedimento mais bem estabelecido, a ser efectuado de acordo com protocolos validados, tendo em conta a concentração do ácido e o tempo de condicionamento.

Ligação química

Para uma ligação resina-cerâmica eficaz e duradoura, deve tentar-se não só uma ligação micromecânica, mas também uma ligação química. A forma mais comum e eficaz de obter uma ligação química resina-cerâmica é através da utilização de agentes de acoplamento de silano.

Os agentes de acoplamento de silano são moléculas bifuncionais que melhoram a molhabilidade da superfície cerâmica e formam uma ligação covalente tanto com a cerâmica como com o cimento resinoso .[182]

Os silanos são uma classe de moléculas orgânicas que contêm um ou mais átomos de silício. O silano específico utilizado em medicina dentária é o 3-metacriloxipropiltrimetoxissilano. É utilizado como acoplador químico, ligando materiais orgânicos (materiais à base de resina) a materiais inorgânicos (por exemplo, porcelana, alguns metais oxidados e cargas de vidro em compósitos à base de resina).[16] A espetroscopia de infravermelhos demonstrou que o silano tem o potencial de reagir com grupos hidroxilo (OH) presentes na superfície da sílica em cerâmica e com o grupo metacrilato de um agente de ligação ou cimento resinoso [183,184,185]

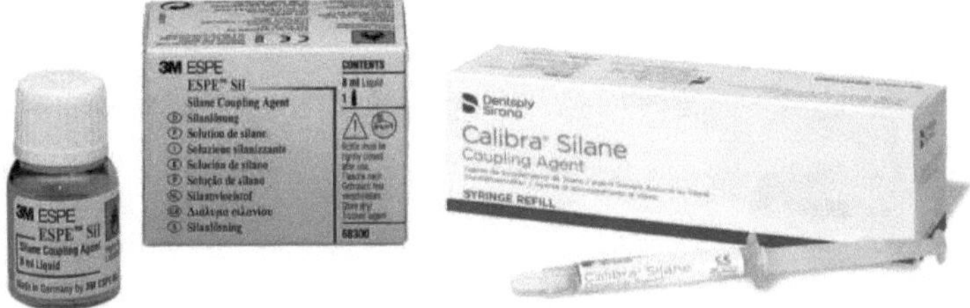

Fig. 7.1: Agente de acoplamento de silano

Atualmente, os primários cerâmicos contemporâneos utilizam líquidos catalisadores ácidos separados, como o monómero de 10-metacriloiloxidecil dihidrogenofosfato (MDP) ou um composto carboxílico. Quando o catalisador ácido é misturado com o componente acoplador de silano, os grupos metoxilo hidrolisam para iniciar uma ligação estável de siloxano (Si-O-Si) com a superfície da porcelana .[186]

Para além do interbloqueio micromecânico, como para todos os materiais à base de sílica, a ligação adesiva do LS2 é eficientemente aumentada pelo silano, assegurando uma interação química entre o agente à base de resina e a cerâmica, obtida formando um forte siloxano li k g_{naes} [187,188,189,190,191,192,193]

Recentemente, foi demonstrado que a utilização de silano combinado com um monómero funcional de fosfato, o 10-Metacriloiloxidecil-Dihidrogenofosfato (10-MDP), cria um ambiente ácido que melhora ainda mais a resistência de ligação do cimento de cimentação à base de resina à cerâmica de dissilicato de lítio .[194]

Tanto o tratamento com HF como com silano melhoraram significativamente a resistência da ligação entre a resina e o dissilicato de lítio quando utilizados com um adesivo universal [195]

Embora muitos estudos laboratoriais tenham demonstrado que apenas o tratamento com silano sem ligação micromecânica adicional poderia proporcionar uma força de ligação resina-cerâmica suficiente, a sensibilidade técnica do tratamento com silano e o complicado procedimento de cimentação em várias etapas favorecem a utilização do mecanismo de ligação duplo para garantir uma ligação forte e duradoura .[196]

A utilização do condicionamento com HF melhorou a resistência da ligação resina-dissilicato de lítio, independentemente da aplicação ou não de silano.

Os resultados deste estudo também revelam que o tratamento com silano antes da aplicação de um adesivo universal melhorou significativamente a resistência da ligação, independentemente do método de gravação

Este resultado sugere que o silano constituinte do adesivo universal não foi eficaz na otimização da ligação cerâmica-resina. Os clínicos devem, por isso, tratar previamente o dissilicato de lítio com uma camada de silano antes de aplicar o adesivo universal. Um estudo efectuado por Panah e outros[170] . mostrou que a resistência de união ao microcisalhamento entre o dissilicato de lítio e a resina composta melhorou de 4,10 MPa para 14,58 MPa quando foi aplicado silano. Adicionalmente, a resistência de ligação ao microcisalhamento melhorou de 14,04 MPa para 24,70 MPa quando o silano foi aplicado ao dissilicato de lítio que tinha sido gravado com HF. Este estudo confirma ainda que o dissilicato de lítio deve ser submetido a um condicionamento e silanização suficientes antes da ligação .[195]

Seda Ustun et al[197] investigaram o efeito de 3 sistemas de cimentação diferentes após o envelhecimento térmico na resistência de união ao cisalhamento de diferentes materiais CAD-CAM: dissilicato de lítio reforçado com zircónia, cerâmica infiltrada com polímero (Vita Enamic-VE) e nanocerâmica de resina 21. As cerâmicas foram cimentadas utilizando os sistemas de cimento total etch (TE), self-etch (SE) e self-adhesive (SA). A resistência de união mais elevada foi encontrada no grupo do dissilicato de lítio com sistemas adesivos auto-adesivos e de condicionamento total.

Estudos realizados para investigar a influência da espessura da película de cimento, do tipo de cimento de cimentos de resina etch and rinse e auto-adesivos na resistência à fratura da cerâmica concluíram que a redução da espessura da película de resina poderia reduzir a fratura da restauração de dissilicato de lítio, enquanto que os cimentos de resina etch-and-rinse são recomendados para cimentar em esmalte ou dentina, em comparação com o cimento de resina autoadesivo, para uma melhor resistência à fratura .[198]

TABLE

Summary of adhesive cementation procedures, according to ceramic type.			
CERAMIC	**FILLER**	**SURFACE TREATMENT**	**PRODUCT EXAMPLES**
Predominantly Glass	Aluminum oxide	Apply 10 percent hydrofluoric (HF) acid for 1 minute, rinse and dry; apply silane for 1 minute, air dry	Ceramco 3 (Dentsply, York, Pa.), IPS e.max Ceram (Ivoclar Vivadent, Amherst, N.Y.), Vita VM 7 (Vita Zanhfabrik, Bad Säckingen, Germany)
Particle-Filled Glass	Leucite	Apply 5 percent HF acid for 1 minute, rinse and dry; apply silane for 1 minute, air dry	IPS Empress Esthetic (Ivoclar Vivadent)
	Lithium disilicate	Apply 5 percent HF acid for 20 seconds, rinse and dry; apply silane for 1 minute, air dry	IPS e.max Press (Ivoclar Vivadent)
	Glass-infiltrated alumina	Perform air abrasion with tribochemical silica coating or aluminum oxide; apply an adhesion-promoting agent containing MDP* and dry	Vita In-Ceram Alumina, Vita In-Ceram Spinell and Vita In-Ceram Zirconia (Vita Zahnfabrik)
Polycrystalline	Aluminum oxide	Perform air abrasion with aluminum oxide; apply an adhesion-promoting agent containing MDP and dry	Procera Alumina (Nobel Biocare, Zurich)
	Zirconium oxide	Air abrasion with 50-micrometer aluminum oxide powder at 7 pounds per square inch; apply an adhesion-promoting agent containing MDP and dry	Cercon Zirconia (Dentsply), Everest (KaVo, Charlotte, N.C.), Lava Zirconia (3M ESPE, St. Paul, Minn.), IPS e.max ZirCAD (Ivoclar Vivadent)

* MDP: 10-methacryloyloxydecyl dihydrogen phosphate.

<u>**Agentes de Lutas**</u>

A integridade e a longevidade da interface dente-cimento-cerâmica dependem do procedimento de cimentação ou colagem, da capacidade adesiva e da rigidez do agente de cimentação utilizado para a cimentação da restauração ao substrato dentário; por isso, o agente de cimentação utilizado para a sua cimentação pode ser o "calcanhar de Aquiles". As caraterísticas desejadas de um agente de cimentação são as suas caraterísticas ópticas, propriedades mecânicas melhoradas, baixa solubilidade, diminuição da microinfiltração, baixa incidência de coloração marginal e capacidade de ligação a múltiplos substratos. Além disso, devido à elevada resistência e às propriedades vítreas do adesivo de dissilicato de lítio, recomenda-se a cimentação para unir estas restaurações ao substrato dentário.[199]

Estudos demonstraram que os agentes de cimentação dentária e o tratamento da superfície do entalhe[169,200,201,20 2.] podem desempenhar um papel crítico no sucesso da restauração cerâmica. Embora os cimentos tradicionais tenham sido utilizados com sucesso para cimentar restaurações de cerâmica, os cimentos adesivos ajudam a melhorar a retenção[203] e a resistência à fratura.[203,204] A discrepância marginal também pode ser afetada pelo agente de cimentação,[205] a técnica de fabrico e o sistema cerâmico.[206]

As coroas de dissilicato de lítio podem ser colocadas através de técnicas de cimentação tradicionais ou de ligação adesiva.

Os diferentes cimentos de cimentação utilizados para unir a restauração de dissilicato de lítio à superfície do dente são o GIC, o GIC modificado por resina e os cimentos de resina adesiva

Os ionómeros de vidro são susceptíveis de degradação precoce pela água, resultando em microfissuras que podem iniciar fissuras e facilitar a propagação de fissuras no cimento

O cimento de ionómero de vidro modificado por resina endurece através de uma combinação de uma reação ácido-base e de uma polimerização foto ou quimicamente iniciada. A combinação das vantagens da adesão química dos cimentos de ionómero de vidro tradicionais com as vantagens da resina composta resulta numa maior força, resistência à fratura e resistência ao desgaste

Para melhorar as taxas de sucesso com restaurações de cerâmica à base de vidro e de alumínio, recomenda-se a utilização de cimentos de base não ácida.

Para as restaurações convencionais de cerâmica de vidro, a técnica adesiva é fundamental para uma colagem bem sucedida .[207]

A longevidade das restaurações de cerâmica de vidro cimentadas com compósito de resina revelou taxas de sobrevivência mais favoráveis do que as cimentadas com ionómeros de vidro ou cimento de fosfato de zinco208. Os materiais de cimentação à base de resina podem reduzir o potencial de propagação de fissuras e fortalecer a porcelana devido à contração da polimerização do cimento resinoso209. Por conseguinte, os cimentos de resina são fortemente recomendados para a cimentação de materiais vitrocerâmicos.

Os cimentos de resina auto-adesivos têm componentes adesivos que eliminam a necessidade de condicionadores e primários separados para a ligação a substratos dentários, de liga ou de cerâmica que são necessários com a utilização de outras alternativas de cimentação

Os cimentos de resina estéticos são cimentos da cor do dente ou translúcidos e são compostos por resinas de diacrilato com grupos ácidos e adesivos e carga de vidro.

São normalmente resinas de cura dupla que podem ser activadas por luz e podem autopolimerizar-se, proporcionando uma ligação e aderência mais fortes às superfícies cerâmicas.

A tonalidade ou cor da camada de cimento por baixo da restauração estética, como facetas e coroas anteriores, desempenha um papel significativo na cor final do complexo de restauração, especialmente nos casos em que são utilizados dissilicatos de lítio de alta translucidez (HT)

A influência significativa da fina camada de cimento de resina no resultado estético final levou ao desenvolvimento de agentes de cimentação de resina com diferentes tonalidades para permitir aos clínicos selecionar a tonalidade de cimento adequada para facetas laminadas e coroas para melhorar a correspondência de cor final .[210]

O desempenho final do dissilicato de lítio como material dentário está fortemente relacionado com o tipo de cimento adesivo e a precisão do procedimento. Para obter os valores mais elevados de resistência de ligação à microtensão e os melhores desempenhos clínicos, as restaurações têm de ser cimentadas adesivamente aos substratos. As coroas unitárias posteriores monolíticas CAD-CAM feitas de dissilicato de lítio cimentadas com cimentos de resina auto-adesivos mostraram uma resistência à fadiga significativamente mais elevada do que outros cimentos de cimentação convencionais.

Foi demonstrado que a ligação adesiva de dissilicatos de lítio melhora a cimentação da fratura e aumenta a longevidade da restauração ou da prótese .[207,211]

Os cimentos de resina adesiva são melhores para as cerâmicas do que os cimentos convencionais devido à sua maior resistência à fratura derivada da ligação adesiva, à elevada resistência à compressão e à tração, à ligação à dentina e à elevada resistência ao desgaste dos microenchimentos incluídos .[197]

Foi efectuado um estudo para comparar e avaliar a resistência de retenção do cimento de ionómero de vidro (CIV), do cimento de ionómero de vidro modificado por resina (CIVR) e do cimento de resina adesivo com coroas de dissilicato de lítio, em que a comparação e a avaliação dos agentes de cimentação mostraram que a resistência de retenção do cimento de resina autoadesivo era significativamente superior à do CIVR e do CIV convencional.

Outros estudos[212] destinados a avaliar a resistência de união ao cisalhamento (SBS) de cimentos de resina auto-adesivos modernos e de cimentos de ionómero de vidro modificados por resina aplicados a dilisilicatos de lítio também mostraram resultados semelhantes, ou seja, uma maior resistência de união dos cimentos de resina auto-adesivos em comparação com a dos cimentos de ionómero de vidro modificados por resina.

Outro ensaio clínico demonstrou uma sobrevivência semelhante das coroas de dissilicato de lítio cimentadas com cimentos de ionómero de vidro modificados por resina e coladas com cimentos de resina.

Em situações clínicas que envolvam coroas clínicas curtas ou sobreposição da preparação da coroa, recomenda-se a colagem adesiva[158] . Estudos in vitro[159,160] demonstraram uma força de ligação superior quando o dissilicato de lítio é ligado ao dente em comparação com a cimentação tradicional. Além disso, a colagem com um cimento de resina composta também pode melhorar a resistência à fratura das coroas de dissilicato de lítio.

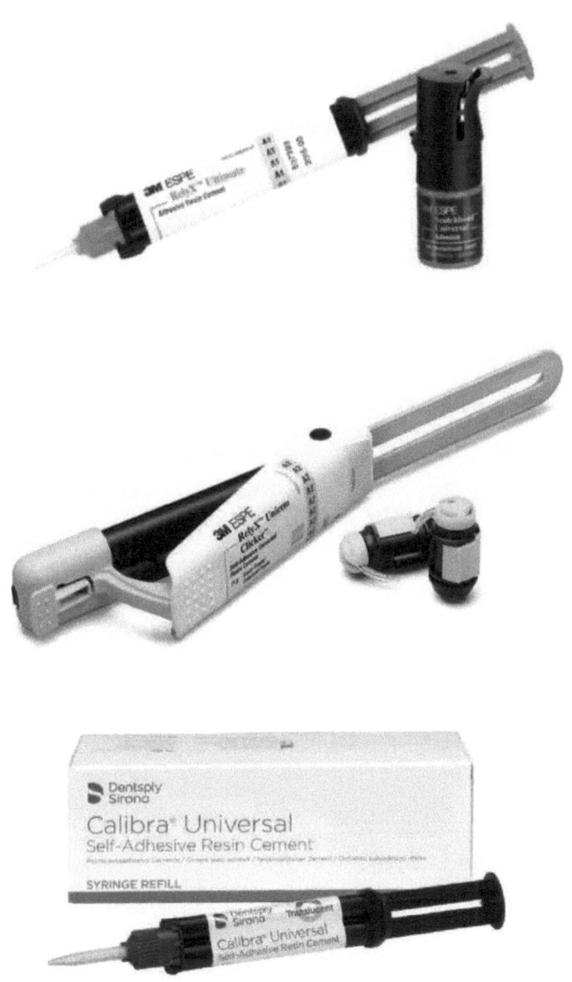

Fig. 7.3: Cimentos de resina adesiva

Vários estudos investigaram a resistência ao cisalhamento e à microtensão do cimento resinoso autoadesivo a diferentes tipos de cerâmica, incluindo a cerâmica de dissilicato de lítio. Os valores de resistência de união variaram nos diferentes estudos, dependendo do tratamento da cerâmica e das condições de envelhecimento. No entanto, os resultados obtidos foram concordantes, demonstrando que este cimento atinge uma resistência de união superior ou comparável a outros materiais investigados. Na maioria dos estudos, o cimento resinoso autoadesivo RelyX Unicem foi fotopolimerizado.

Estudos investigaram a influência do modo de polimerização na resistência de união de cimentos resinosos de polimerização dupla ao dissilicato de lítio. Foi referido que a polimerização ligeira dos cimentos resinosos de polimerização dupla investigados, incluindo o RelyX Unicem, aumentou significativamente a resistência de união em comparação com a autopolimerização.

Estudos retrospectivos[109, 213] que variaram entre 3 e 8 anos avaliaram próteses parciais fixas de 3 unidades anteriores e posteriores em dissilicato de lítio, e as taxas de sobrevivência destas restaurações foram de 88% aos 5 anos, 93% aos 8 anos e 100% aos 5 anos.

Alguns destes estudos retrospectivos também analisaram o modo de cimentação e descobriram que quando o dissilicato de lítio foi utilizado para próteses parciais fixas de 3 unidades, de curto alcance, retidas por coroa, o sucesso clínico foi independente da utilização de um cimento adesivo de resina composta ou de um cimento de ionómero de vidro convencional, mas as taxas de sucesso e sobrevivência foram todas superiores a 88%.

Magne et al. referiram que as restaurações de resina nanocerâmica e dissilicato de lítio cimentadas com o adesivo Rely X Unicem II Automix podem ser utilizadas mesmo sob cargas oclusais elevadas (até 800 N) na região posterior

Por conseguinte, os cimentos de resina de polimerização dupla são recomendados para a cimentação de dissilicatos de lítio, uma vez que apresentam as vantagens de uma elevada resistência à tração, elevada compressividade, baixa solubilidade, boa estética, tempo de trabalho controlado e polimerização adequada em áreas inacessíveis à luz

Protocolo clínico para procedimento de cimentação com técnica adesiva

1. Avaliar a restauração pré-fabricada no molde de gesso quanto à adaptação marginal e aos contactos proximais.

2. Remover a restauração provisória do paciente.

3. Limpar a cavidade e experimentar o inlay ou onlay. Primeiro, verifique os contactos proximais da restauração e depois a adaptação marginal.

4. Colocar um dique de borracha.

5. Tratar a superfície interna da incrustação, do onlay ou do folheado de forma adequada à sua composição com ácido fluorídrico

6. Condimentar a cavidade ou a superfície do dente com ácido fosfórico (H_3PO_4) a 37% (15 s para a dentina, 30 s para o esmalte). Lavar e secar suavemente. Não desidratar a dentina.

7. Aplicar uma camada fina de agente de ligação na cavidade sem curar.

8. Misturar a base e o catalisador do cimento resinoso e aplicar sobre a restauração e a cavidade.

9. Introduzir a restauração na cavidade e remover o excesso de cimento.

10. Aplicar fotopolimerização durante 10 s e, em seguida, remover o excesso de cimento resinoso da área proximal com fio dentário (A correspondência de cor entre o cimento resinoso e a restauração estética é normalmente excelente, o que torna difícil remover todo o excesso de cimento após a polimerização estar concluída, pelo que se sugere um período inicial de fotoactivação de 10 s na superfície oclusal, para estabilizar a restauração em posição).

11. Aplicar fotopolimerizador durante 40-60 s por superfície.

12. Retirar o dique de borracha e verificar a oclusão. Ajustar se necessário.

13. Acabamento e polimento com diamantes finos e pontas de borracha.

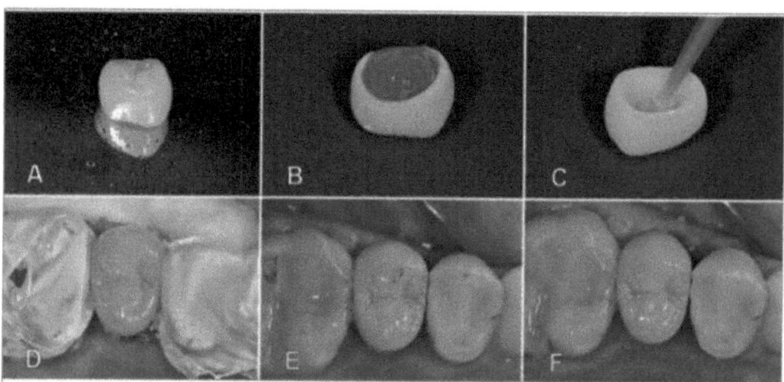

Fig. 7.4 a: Coroa de dissilicato de lítio acabada. b: Ácido HF a 9,5% aplicado durante 10 segundos. c: Aplicação de silano. d: Fita de teflon nos dentes adjacentes antes da cimentação. e: Cimentação final

MECANISMO DE FALHA E REPARAÇÃO

As porcelanas feldspáticas têm sido largamente utilizadas como materiais de revestimento sobre estruturas fabricadas com cerâmica de vidro de dissilicato de lítio ou zircónia. Embora este tipo de tratamento restaurador apresente elevadas taxas de sobrevivência, a literatura relata taxas de insucesso na ordem dos 15%2 4[1]

As restaurações cerâmicas têm sido utilizadas pelas suas inúmeras vantagens, como a estabilidade da cor, a baixa condutividade térmica, a resistência ao desgaste e a biocompatibilidade. No entanto, as cerâmicas sem suporte metálico são propensas à propagação de fissuras. As porcelanas feldspáticas têm uma resistência à fratura relativamente baixa, o que explica, em parte, a incidência relativamente elevada de fracturas da camada de revestimento quando as próteses totalmente em cerâmica são sujeitas a tensões. As fracturas da cerâmica podem resultar de vários factores, tais como um ajuste oclusal inadequado, falha na interface de ligação, incompatibilidade entre o coeficiente de expansão térmica da cerâmica de revestimento e a infraestrutura, porosidades internas, hábitos parafuncionais e tensão interna do processo de fabrico.

Foi demonstrado que as cerâmicas dentárias que contêm vidro cicatrizam fissuras a uma temperatura elevada quando o fluxo viscoso de vidro contorna os bordos das fissuras e conduz a uma eventual ligação entre fissuras[215] . De facto, foi demonstrado que o tratamento térmico após a trituração do dissilicato de lítio melhora a sua resistência[216]

Além disso, o polimento também demonstrou melhorar a resistência da vitrocerâmica após danos na superfície, removendo uma zona de deformação em torno dos defeitos da superfície [217]

As cerâmicas de vidro utilizadas como facetas podem ser afectadas por lascagem, fratura ou desgaste excessivo, principalmente quando suportadas por estruturas de zircónia. A aplicação monolítica de cerâmica de vidro de dissilicato de lítio para coroas tem sido utilizada para proporcionar uma maior resistência do que as restaurações de duas camadas, embora também possam ocorrer fracturas e desgaste no tipo de restauração monolítica As fracturas por lascagem que ocorrem no bordo incisal dos incisivos podem ser consideradas moderadas e ocorrem normalmente devido a problemas oclusais, tais como contactos prematuros e interferências

Sempre que possível, as áreas fracturadas devem ser reparadas, uma vez que, na maioria dos casos, representam um problema estético e funcional para o paciente. A reparação destas restaurações caracteriza-se por ser um método mais rápido e de baixo custo, quando comparado com a substituição de toda a restauração. A reparação intra-oral é uma abordagem clínica minimamente invasiva que envolve a restauração direta da área fracturada, sem envolver múltiplas sessões clínicas e/ou custos laboratoriais. Normalmente, as reparações são efectuadas com resinas compostas restauradoras. Uma reparação direta com uma resina composta parece ser uma alternativa atractiva devido ao baixo custo, resolução rápida e preservação das estruturas de suporte.

No entanto, antes de reparar uma área fracturada, é essencial verificar se a prótese tem uma adaptação marginal satisfatória e uma estética adequada. Além disso, o tipo e o tamanho da fratura devem ser tidos em consideração, porque a gestão clínica e os protocolos de adesão são diretamente influenciados por estes factores e foi demonstrado que as áreas mais pequenas que não afectam a função oral são mais facilmente reparadas pelos clínicos .[214]

Para aumentar a longevidade da reparação intra-oral, é necessário obter uma adesão forte e estável entre o material de restauração e a restauração fracturada. O tratamento de superfície correto para cada cerâmica é a chave para o sucesso do procedimento de reparação. A preparação da superfície da cerâmica fracturada tem de ser realizada no procedimento de reparação que envolve preparações de superfície mecânicas ou químicas para criar irregularidades na superfície. Os componentes de ligação também são necessários para a adesão ao material de restauração.

Tradicionalmente, o tratamento da superfície da cerâmica envolve o desbaste com brocas de diamante, o condicionamento com ácido fluorídrico ou o processo triboquímico baseado em partículas de óxido de alumínio revestidas com sílica. Para a ligação de materiais de restauração, recomenda-se a utilização de silano para dissilicatos de lítio e outras cerâmicas de vidro, de modo a obter uma rede de siloxano com a sílica na superfície da cerâmica, para melhorar a resistência de ligação entre a cerâmica e o material de cimentação e para aumentar a energia da superfície para a aplicação do adesivo.

Estudos[218] realizados para avaliar a resistência de união à microtração após reparos com resina composta em cerâmica vítrea de dissilicato de lítio após diferentes tratamentos de superfície, concluíram que o condicionamento com ácido fluorídrico promoveu os maiores valores de µTBS. Portanto, parece que o condicionamento químico é mais eficiente para infiltrar e remover a fase vítrea, criando irregularidades na superfície.

Um estudo realizado por Colares et al[21] 9 também apresenta resultados semelhantes e concorda com a conclusão de que o tratamento da superfície com ácido HF é recomendado para a sua reparação utilizando resinas compostas.

A resistência da ligação de reparação no caso do LDC é mais elevada com o tratamento de superfície com ácido fluorídrico. . Uma razão provável para este resultado são os hexafluoro-silicatos que se formam como resultado da reação química entre o condicionador e a matriz de vidro, o que não só proporciona uma superfície rugosa para a retenção micromecânica, mas também aumenta a energia da superfície para o agente de acoplamento de silano que ajuda na retenção mecânica e química de

o compósito de resina utilizado na técnica de reparação intra-oral. Esta abordagem favorece o procedimento de ligação e aumenta a longevidade da reparação

No entanto, o condicionamento com ácido fluorídrico necessita de um isolamento completo dos dentes para ser aplicado, uma vez que é irritante para os tecidos orais.

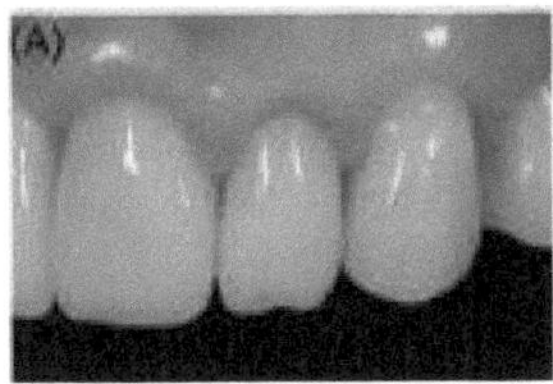

Fig 8.1 A: Lascagem de cerâmica de revestimento

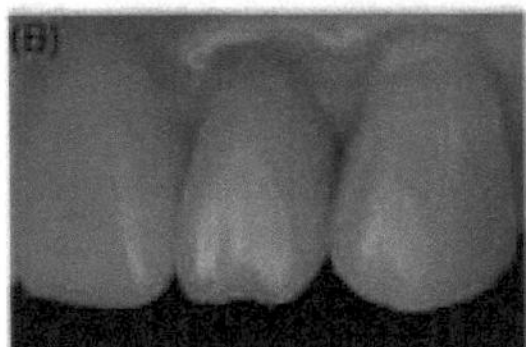

Fig. 8.1 B: Vista lateral da estilha

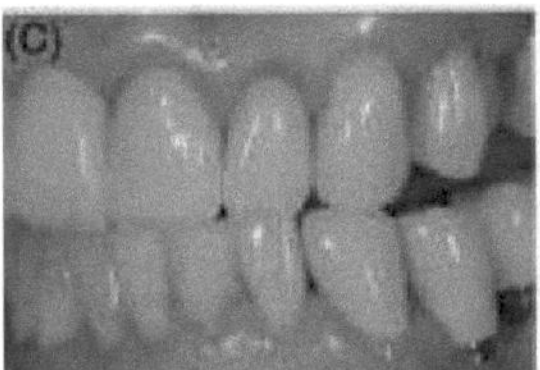

Fig. 8.1 C: Presença de inércia oclusal

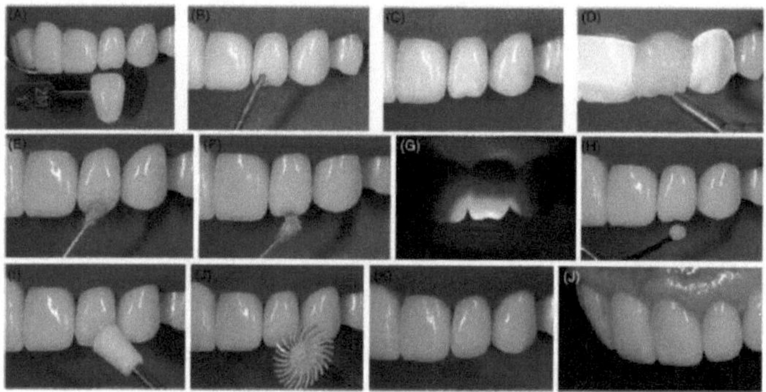

Fig 8.2 A. Correspondência de sombras. B,C. Remoção da camada de esmalte. D. Proteção da prótese e da cerâmica de revestimento. E. Ácido HF. F. Agente de acoplamento de silano. G. Cura da resina adesiva. H. Resina composta. I,J. Acabamento Polimento. J. Acompanhamento após 1 ano

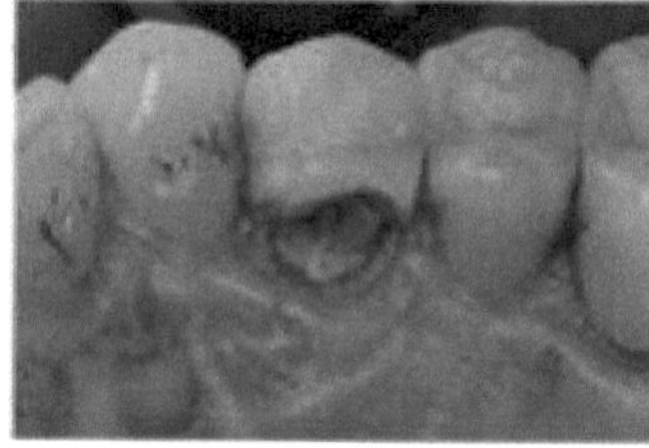

Fig. 8.3 a: Cúspide palatina fracturada adjacente a uma incrustação de dissilicato de lítio da condição palatina.

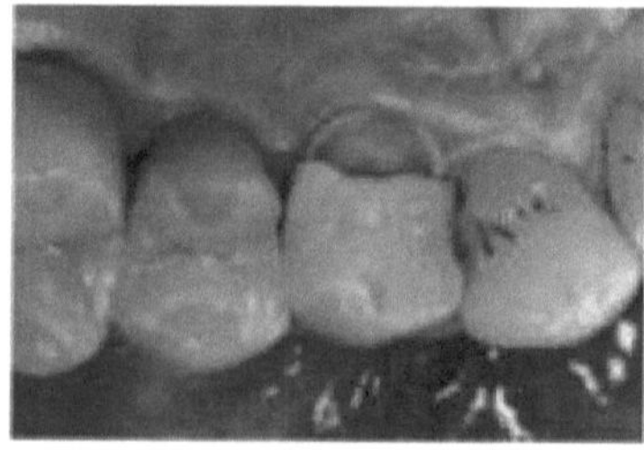

Fig. 8.3 b: Cúspide palatina fracturada adjacente a uma incrustação de dissilicato

de lítio a partir da oclusão

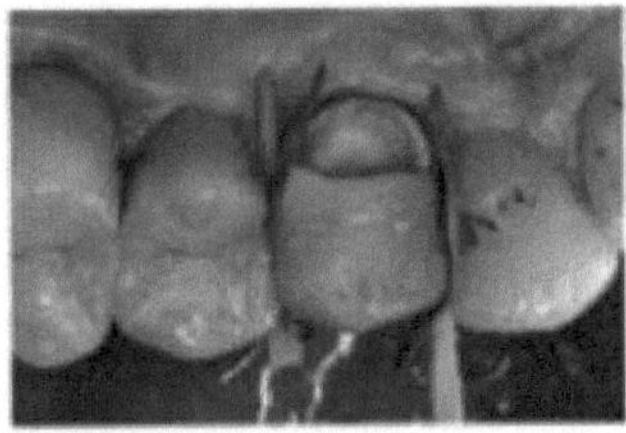

Fig. 8.3 c: Colocação de bandas de matriz metálica nas áreas proximais para

proteger os dentes vizinhos e um cordão de retração foi colocado no sulco

gengival para controlar os tecidos moles

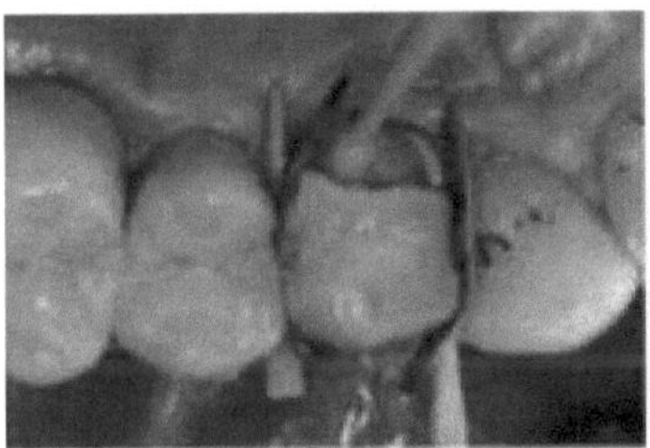

Fig. 8.3 d: Foi aplicado um adesivo multimodal na área do local da fratura nas

respectivas superfícies de dentina, esmalte e vitrocerâmica, após o tratamento da

superfície vitrocerâmica

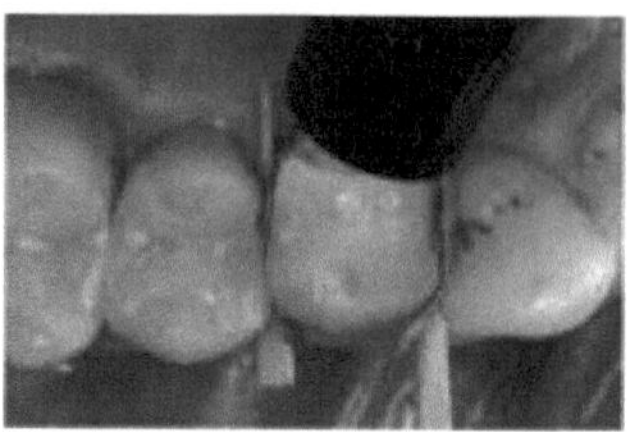

Fig. 8.3 e: Fotopolimerização do agente de ligação

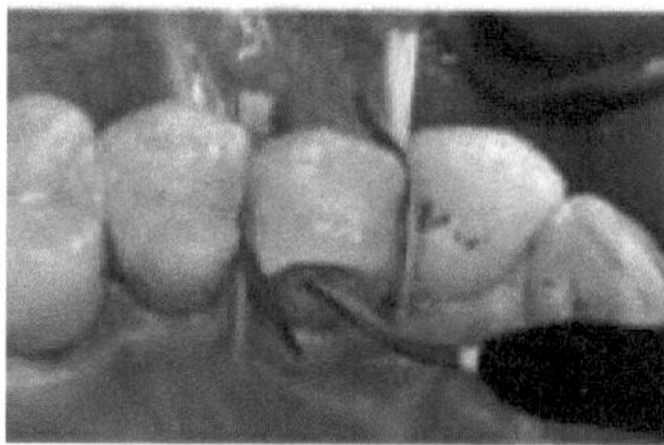

Fig 8.3 f: Foi aplicado um compósito nanohíbrido fluido na linha interna e nos

ângulos pontuais do local da fratura

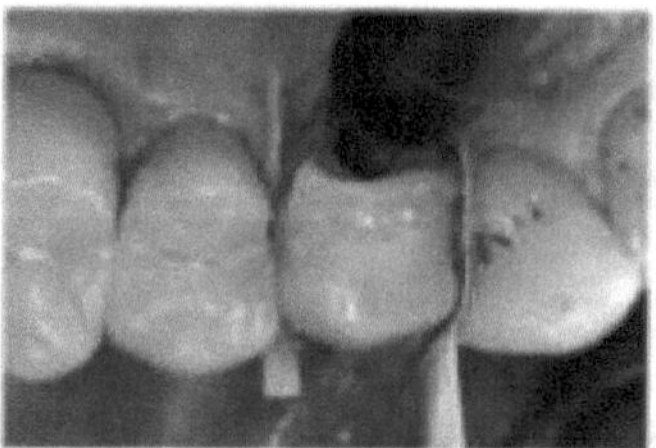

Fig. 8.3 g: Foi aplicada uma resina composta nanohíbrida de viscosidade regular

para reconstruir a cúspide palatina perdida do pré-molar

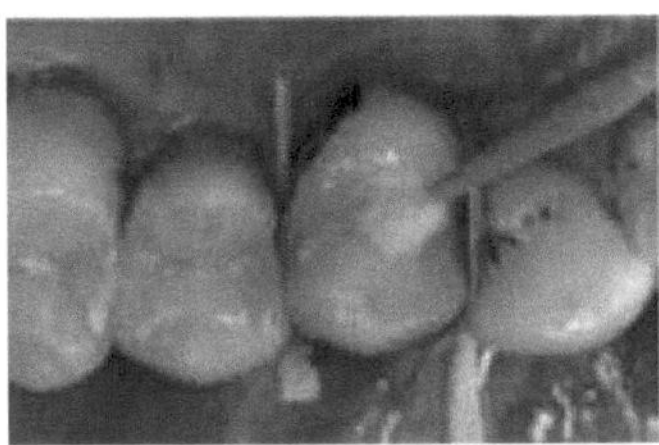

Fig 8.3 h: Adaptação do material de restauração ao bordo da incrustação de

cerâmica e depois fotopolimerização

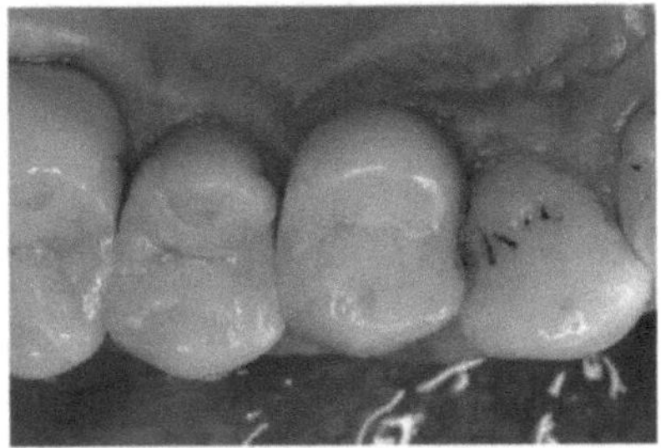

Fig. 8.3 i: A restauração reparadora acabada reconstrói a forma e a função

originais do dente

REFERÊNCIAS

1. Glossário de termos de prótese dentária - 08. J Prosthet Dent 2005; 94(1)

2. Barizon KT, Bergeron C, Vargas MA, Qian F, Cobb DS, Gratton DG, Geraldeli S. Materiais cerâmicos para facetas de porcelana: parte II. Efeito do material, cor e espessura na translucidez. J Prosthet Dent. 2014 Oct 1;112(4):864-70.

3. Malcondu O, Tinastepe N, Kazazoglu E. Influência do tipo de cimento na cor e translucidez da zircónia monolítica. J Prosthet Dent 2016 Dec;116: 902-8.

4. Baldissara P, Llukacej A, Ciocca L, Valandro FL, Scotti R. Translucidez de copings de zircónia feitos com diferentes sistemas CAD/CAM. J Prothet Dent 2010 Jul;104:6-12.

5. Batson ER, Cooper LF, Mendonça G. Resultados clínicos de três sistemas de coroa diferentes com tecnologia CAD/CAM. J Prosthet Dent 2014 Oct ;112: 770-7.

6. Amer R, Kürklü D, Johnston W. Efeito da mastigação simulada na rugosidade da superfície de três sistemas cerâmicos. J Prosthet Dent 2015 Aug;114: 260-5.

7. Abdulmajeed AA, Donovan TE, Cooper LF, Walter R, Sulaiman TA. Fratura de restaurações de zircónia em camadas aos 5 anos: um inquérito de laboratório dentário. J Prosthet Dent 2017;118:353-6.

8. Guess PC, Schultheis S, Bonfante EA, Coelho PG, Ferencz JL, Silva NR. Sistemas de cerâmica pura: desempenho laboratorial e clínico. Dent Clin North Am 2011 Apr;55: 333-52.

9. Tysowsky GW. A ciência por detrás do dissilicato de lítio: uma alternativa sem metal. Dentistry today. 2009 Mar 1;28(3):112-3.

10. Albakry M, Guazzato M, & Swain MV (2003) Resistência à flexão biaxial, módulos elásticos e caraterização por difração de raios X de três materiais de cerâmica pura prensáveis Journal of Prosthetic Dentistry 89(4) 374-80.

11. Belli R, Geinzer E, Muschweck A, Petschelt A, Lohbauer U. Degradação por fadiga mecânica de cerâmicas versus compósitos de resina para restaurações dentárias. Dent Maters. 2014 Abr 1;30(4):424-32.

12. Culp L, McLaren EA. Dissilicato de lítio: o material de restauração de múltiplas opções. Compêndio de educação contínua em medicina dentária. 2010 Nov 1;31(9):716-20.

13. Jones DW. Dent Clin N Am. Uma perspetiva histórica. Dent Clin N Am. 1985 Oct 1;29(4):621-44.

14. Zhao K, Wei YR, Pan Y, Zhang XP, Swain MV, Guess PC: Influência do revestimento e da carga cíclica no comportamento de falha de coroas molares em cerâmica de vidro de dissilicato de lítio. Dent Mater 2014;30:71-164

15. Buchner S, Lepienski CM, Soares Jr PC, Balzaretti NM. Efeito da alta pressão nas propriedades mecânicas da vitrocerâmica de dissilicato de lítio. Mater Sci Eng. 2011 Apr 25;528(10-11):3921-4.

16. Zarone F, Di Mauro MI, Ausiello P, Ruggiero G, Sorrentino R. Estado atual do dissilicato de lítio e da zircónia: uma revisão narrativa. BMC Oral Health. 2019 Dec;19(1):1-4.

17. D. Baldi, J. Colombo, U. Hauschild, Avaliação clínica do dissilicato e do

zircónio em medicina dentária, em: I. Antoniac (Ed.), Handbook of Bioceramics and Biocomposites, Springer, Suíça, 2016, pp. 1115-1128.

18. G.D. Strbac, E. Unger, R. Donner, M. Bijak, G. Watzek, W. Zechner, Efeitos térmicos de um método de irrigação combinado durante a perfuração do local do implante. Um estudo in vitro padronizado utilizando um modelo de costela bovina, Clin. Oral Implants Res. 25 (2014) 665- 674.

19. E.A. Tsitrou, S.E. Northeast, R. van Noort, Brittleness index of machinable Dent Maters and its relation to the marginal chipping fator, J. Dent. 35 (2007) 897902.

20. Denry I, Holloway JA. Cerâmica para aplicações dentárias: uma revisão. Materials. 2010 Jan;3(1):351-68.J.

21. Tinschert, G. Natt, W. Mautsch, M. Augthun, H. Spiekermann, Fracture resislance of lithium disilicate-, alumina-, and zirconia-based three-unit fixed partial dentures: a laboratory study, Int. J. Prosthodont. 14 (2001) 231 -238.

22. A. Elsayed, F. Younes, F. Lehmann, M. Kern, Resistência de ligação à tração dos chamados primários universais e adesivos multimodo universais à cerâmica de zircónia e dissilicato de lítio, J. Adhes. Dent. 19 (2017) 221-228.

23. A. Rauch, S. Reich, O. Schierz, Chair-side generated posterior monolithic lithium disilicate crowns: clinical survival after 6 years, Clin. Oral Investig. 21 (2017) 2083-2089.

24. Dittmer M, Ritzberger C, Holand W, Rampf M. Precipitação controlada de dissilicato de lítio ($Li_2Si_2O_5$) e niobato de lítio ($LiNbO_3$) ou tantalato de lítio ($LiTaO_3$) em vitrocerâmica. J Eur Ceram Soc. 2018 Jan 1;38(1):263-9.

25. Joda, M. Ferrari, U. Bragger, Coroas de dissilicato de lítio (LS2) suportadas por implantes monolíticos num fluxo de trabalho digital completo: um ensaio clínico prospetivo com um acompanhamento de 2 anos, Clin. Implant. Dent. Relat. Res. 19 (2017) 505-511.

26. Ronaghi G, Chee W, Yeung S. Restauração unitária suportada por implante adjacente a múltiplas restaurações de dissilicato de lítio, uma abordagem a um desafio estético: Um relatório clínico. J Prosthet Dent. 2018 Mar 1;119(3):325-8.

27. Jian Y, He ZH, Dao L, Swain MV, Zhang XP, Zhao K. Caracterização tridimensional e distribuição de defeitos de fabrico em coroas molares de cerâmica de vidro de dissilicato de lítio de duas camadas. Dent Mater 2017 Abr 1;33(4):178-85.

28. Choi JW, Kim SY, Bae JH, Bae EB, Huh JB. Estudo in vitro da resistência à fratura do dissilicato de lítio monolítico, zircónia monolítica e dissilicato de lítio pressionado sobre zircónia para próteses dentárias fixas de três unidades. J Adv Prosthodont 2017 Aug 1;9(4):244-51.

29. Rampf M, Holand W. Cerâmica de vidro para restauração dentária. InBone Repair Biomaterials 2019 Jan 1 (pp. 329-340). Woodhead Publishing].

30. Castillo R, inventor; James R. Glidewell Dental Ceramics Inc., cessionário. Cerâmica de vidro de silicato de lítio e método de fabrico de aparelhos dentários. Patente dos Estados Unidos US7892995. 22 de fevereiro de 2011.

31. Helvey GA. Chairside CAD/CAM. Restauração de dissilicato de lítio para dentes anteriores simplificada. Inside Dentistry. 2009;5(10):58-67

32. Vivadent I. IPS e. max dissilicato de lítio: O futuro de toda a ciência dos materiais de cerâmica dentária, Aplicações Práticas, chaves para o sucesso. Amherst, NY: Ivoclar Vivadent. 2009:1-5. (Disponível em www.ivoclarvivadent.in em 27.08.2021)

33. Giordano R. Materiais para restaurações produzidas por CAD/CAM no consultório. JADA 2006 Sep;137(9 suppl):14S-21S

34. Willard A, Chu TM. A ciência e a aplicação da cerâmica dentária IPS e. Max. O jornal de ciências médicas de Kaohsiung. 2018 Apr 1;34(4):238-42).

35. Fasbinder DJ. Chairside CAD/CAM: uma visão geral das opções de materiais de restauração. Compêndio de formação contínua em medicina dentária. 2012 Jan 1;33(1):50- 2.

36. Volkel T. Exatidão do ajuste de restaurações em cerâmica pura. Relatório: Investigação e Desenvolvimento Ivoclar Vivadent AG. 2006;16:23-6. (Disponível em www.ivoclarvivadent.in a 27.08.2021)

37. Traini T, Sinjari B, Pascetta R, Serafini N, Perfetti G, Trisi P, Caputi S. A cerâmica de silicato de lítio reforçada com zircónia: luzes e sombras de um novo material. Dent mater. 2016 Sep 29;35(5):748-55.

38. P. Bhihler-Zemp, T. Volkel, e K. Fischer, Documentação Científica IPS e.Max Press, Ivoclar Vivadent, Schaan, Liechtenstein, 2011. (Disponível em www.ivoclarvivadent.in em 27.08.2021)

39. P. Bhihler-Zemp, T. Volkel, e K. Fischer, Documentação Científica IPS e.Max CAD, Ivoclar Vivadent, Schaan, Liechtenstein, 2011. (Disponível em www.ivoclarvivadent.in em 27.08.2021)

40. Li RW, Chow TW, Matinlinna JP. Biomateriais dentários cerâmicos e tecnologia CAD/CAM: estado da arte. J Prosthodont Res 2014;58:208-16

41. Lien W, Roberts HW, Platt JA, Vandewalle KS, Hill TJ, Chu TM. Evolução microestrutural e comportamento físico de uma vitrocerâmica de dissilicato de lítio. Dent Mater 2015 Aug ;31:928e40.

42. Gold SA, Ferracane JL, da Costa J. Efeito da queima de cristalização no espaço marginal de coroas de dissilicato de lítio fabricadas em CAD/CAM. J Prosthodont 2018;27:63e6.

43. Goujat A, Abouelleil H, Colon P, Jeannin C, Pradelle N, Seux D, et al. Propriedades mecânicas e ajuste interno de 4 materiais de bloco CAD-CAM. J Prosthet Dent 2018 Mar. 1;119(3):384-9.

44. Stawarczyk B, Liebermann A, Eichberger M, Guth JF. Avaliação do comportamento mecânico e ótico dos actuais compósitos CAD/CAM de restauração dentária estética. J Mech Behav Biomed Mater 2015 Mar;55:1-11.

45. ERSU B, YENÍGÜL M, TULUNOGLU Í. Resistência à flexão de três pontos do material do núcleo inceram sinterizado com alumina coloidal. Hacettepe D⅛hekimligi Fakültesi Derg.(Clinical Dentistry and Research). 2007;31(2):71-8.

46. Seghi RR, Sorensen JA: Resistência relativa à flexão de seis novos materiais cerâmicos. Int J Prosthodont 1995;8:239-246

47. Fabian Fonzar R, Carrabba M, Sedda M, Ferrari M, Goracci C, Vichi A. Resistência à flexão de dissilicato de lítio prensado a quente e CAD-CAM

com diferentes translucências. Dent Mater. 2017;33(1):63-70.

48. Stawarczyk B, Liebermann A, Rosentritt M, Povel H, Eichberger M, Luemkemann N. Resistência à flexão e tenacidade à fratura de duas cerâmicas diferentes de dissilicato de lítio. Dent mater. 2020 Mar 27;39(2):302-8.

49. Kang SH, Chang J, Son HH. Resistência à flexão e microestrutura de duas cerâmicas de vidro de dissilicato de lítio para restauração CAD/CAM na clínica dentária. Dentisteria restauradora e endodontia. 2013 Aug 1;38(3):134-40

50. Guazzato M, Albakry M, Ringer SP, Swain MV. Resistência, tenacidade à fratura e microestrutura de uma seleção de materiais totalmente cerâmicos. Parte I. Cerâmicas prensáveis e com infiltração de vidro de alumina. Dent mater. 2004 Jun 1;20(5):441-8.

51. Guazzato M, Albakry M, Ringer SP, Swain MV. Resistência, tenacidade à fratura e microestrutura de uma seleção de materiais totalmente cerâmicos. Parte II. Cerâmica dentária à base de zircónio. Dent mater. 2004 Jun 1;20(5):449-56

52. Della Bona A, Mecholsky Jr JJ, Anusavice KJ. Comportamento de fratura de cerâmicas à base de dissilicato de lítio e leucite. Dent Mater. 2004 Dec 1;20(10):956-62.

53. Berge HX, Sorensen JA, Edelhoff D. Teoria do fator de energia dividida na análise de fratura de cerâmica dentária. J Dent Res 2001;80:57

54. Sorensen JA, Berge HX, Edelhoff D. Efeito do meio de armazenamento e da carga de fadiga na resistência da cerâmica. J Dent Res 2000;79:217.

55. Ludwig K, Kubick S, Klopfer S. Investigações in vitro sobre a resistência à fratura de pontes anteriores feitas de IPS Empress, IPS Empress 2 e novos materiais totalmente cerâmicos. Int Symp Crystallization in Glasses & Liquids 2000;73:293-317.

56. Marx R, Fischer H, Weber M, Jungwirth F. Originalarbeiten-Rissparameter und Weibullmodule: unterkritisches Risswachstum und Langzeitfestigkeit Vollkeramischer Materialien. Deutsche Zahnarztliche Zeitschrift. 2001;56(2):90- 8.

57. Fischer H, Marx R. Resistência à fratura de cerâmicas dentárias: comparação do método de flexão e indentação. Dent Mater 2002;18:12-19.

58. Asai T, Kazama R., Fukushima M, Okiji T: Efeito de acabamentos de superfície polidos e com sobreposição de vidro na resistência à fratura por compressão de materiais cerâmicos maquináveis. Dent Mater J 2010;29:661-667. 28.

59. Ozdogan A, Yesil Duymus Z. Investigação do efeito de diferentes tratamentos de superfície na dureza Vickers e na resistência à flexão de cerâmicas de zircónio e dissilicato de lítio. J Prosthodont. 2020 Feb;29(2):129-35.

60. Lawson NC, Bansal R, Burgess JO. Desgaste, resistência, módulo e dureza dos materiais de restauração CAD/CAM. Dent Mater. 2016 Nov 1;32(11):275-83

61. Buchner S, Lepienski CM, Soares Jr PC, Balzaretti NM. Efeito da alta pressão nas propriedades mecânicas da vitrocerâmica de dissilicato de lítio. Mater Sci Eng. 2011 Apr 25;528(10-11):3921-4.

62. Freiman SW, Hench LL. Efeito da cristalização nas propriedades mecânicas da vitrocerâmica Li2O- SiO2. J Am Ceram Soc. 1972 Feb;55(2):86-90.

63. Lien W, Roberts HW, Platt JA, Vandewalle KS, Hill TJ, Chu TM. Evolução microestrutural e comportamento físico de uma vitrocerâmica de dissilicato de lítio. Dent mater. 2015 Aug 1;31(8):928-40.

64. Ozdogan A, Yesil Duymus Z. Investigação do efeito de diferentes tratamentos de superfície na dureza Vickers e na resistência à flexão de cerâmicas de zircónio e dissilicato de lítio J Prosthodont. 2020 Feb;29(2):129-35.

65. Mobilio N, Catapano S. Utilização de dissilicato de lítio monolítico para pilar e coroa de implante: um relatório clínico. J Osseointegration. 2019 Jul 18;11(3):504-6.

66. Sorensen JA, Cruz M, Mito WT, et al. Uma investigação clínica sobre próteses parciais fixas de três unidades fabricadas com uma cerâmica de vidro de dissilicato de lítio. Pract Periodontics Aesthet Dent. 1999;11:95-106.

67. Holand W, Schweiger M, Frank M, et al. Uma comparação da microestrutura e das propriedades da cerâmica vítrea IPS Empress 2 e IPS Empress. J Biomed Mater Res. 2000;53:297-303.

68. Kheradmandan S, Koutayas SO, Bernhard M, et al. Resistência à fratura de quatro tipos diferentes de pontes 3-unitárias anteriores após fadiga termomecânica no simulador de mastigação de eixo duplo. J Oral Rehabil. 2001;28:361-369.

69. Machado D. Reabilitação estética com facetas de cerâmica laminada reforçadas por dissilicato de lítio. Quintessence Int. 2014;45:129-33.

70. Schmitter M. Facetas de cerâmica de dissilicato de lítio minimamente invasivas fabricadas com CAD/CAM em cadeira: um relatório clínico. J Prosthet Dent. 2012 Feb 1;107(2):71-4

71. Jaeggi T, Lussi A. Erosionen Bei Kindern im frühenSchulalter. Schweiz Monatsschr Zahnmed 2004;114:876-81

72. Lussi A, Carvalho TS. Desgaste dentário erosivo: uma condição multifatorial de crescente preocupação e aumento de conhecimento. Monogr Oral Sci 2014;25:1-15.

73. Loomans B, Opdam N, Attin T, Bartlett D, Edelhoff D, Frankenberger R, et al. Desgaste dentário grave: Declaração de consenso europeu sobre diretrizes de gestão. J Adhes Dent 2017;19:111-9

74. Edelhoff D, Sorensen JA. Remoção da estrutura dentária associada a vários desenhos de preparos para dentes posteriores. Int J Periodontics Restorative Dent. 2002 Jun 1;22(3).

75. Al-Fouzan AF, Tashkandi EA. Medições volumétricas da estrutura dentária removida associadas a vários designs de preparação. Int J Prosthodont 2013;26:545-8

76. Murphy F, McDonald A, Petrie A, Palmer G, Setchell D. Estrutura dentária coronal em dentes tratados com raiz preparados para restaurações de cobertura total e parcial. J Oral Rehabil 2009;36:451-61

77. Teichmann M, Gockler F, Rückbeil M, Weber V, Edelhoff D, Wolfart S. Resultado periodontal e critérios de qualidade clínica adicionais de restaurações de dissilicato de lítio após 14 anos. Clin Oral Investig

2019;23:2153-64

78. Edelhoff D, Güth JF, Erdelt K, Brix O, Liebermann A. Desempenho clínico de onlays oclusais feitos de cerâmica de dissilicato de lítio em pacientes com desgaste dentário grave até 11 anos. Dent Mater. 2019 Sep 1;35(9):1319-30.

79. Guess PC, Zavanelli RA, Silva NR, Bonfante EA, Coelho PG, Thompson VP. Coroas monolíticas CAD/CAM de dissilicato de lítio versus coroas revestidas de Y-TZP: comparação dos modos de falha e fiabilidade após fadiga. Int J Prosthodont. 2010;23(5):434-42.

80. Dhima M, Carr AB, Salinas TJ, Lohse C, Berglund L, Nan KA. Avaliação da resistência à fratura em ambiente aquoso sob carga dinâmica de sistemas de restauração de dissilicato de lítio para aplicações posteriores. Parte 2. J Prosthodont. 2014;23(5):353-7.

81. Seydler B, Rues S, Muller D, Schmitter M. Carga de fratura in vitro de coroas de molares em cerâmica monolítica de dissilicato de lítio com diferentes espessuras de parede. Clin Oral Investig. 2014;18:1165-71.

82. Sasse M, Krummel A, Klosa K, Kern M. Influência da espessura da restauração e da superfície de ligação dentária na resistência à fratura de facetas oclusais de cobertura total feitas de cerâmica de dissilicato de lítio. Dent Mater. 2015;31(8):907-15.

83. Vianna ALSV, Prado CJD, Bicalho AA, Pereira RADS, Neves FDD, Soares CJ. Efeito do desenho do preparo cavitário e do tipo de cerâmica na distribuição de tensões, deformação e resistência à fratura de onlays CAD/CAM em molares. J Appl Oral Sci. 2018;26:04.

84. von Maltzahn NF, E Meniawy OI, Breitenbuecher N, Kohorst P, Stiesch M, Eisenburger M. Resistência à fratura de facetas oclusais posteriores em cerâmica para reabilitação funcional de uma dentição abrasiva. Int J Prosthodont. 2018; 31(5):451-2.

85. Dartora NR, De Conto Ferreira MB, Spazzin AO, Neto MD, Dartora G, Gome EA. Endocrown em pré-molar utilizando cerâmica reforçada com dissilicato de lítio: Relato de caso clínico. J Oral Invest. 2017;6:43-9.

86. Bindl A, Mormann WH. Avaliação clínica de endocrowns cerec colocadas adesivamente após 2 anos - resultados preliminares. J Adhes Dent 1999;1:255-65. 3.

87. Carlos RB, Thomas Nainan M, Pradhan S, Sharma R, Benjamin S, Rose R. Restauração de molares tratados endodonticamente usando todas as endocrowns de cerâmica. Case Rep Dent 2013 Dec 22;2013...

88. Lander E, Dietschi D. Endocrowns: um relatório clínico. Quintessence Int 2008;39:99-106.

89. Rocca GT, Rizcalla N, Krejci I. Revestimento de resina reforçada com fibra para preparações de endocrown: um relatório técnico. Oper Dent 2013;38:242-8.

90. Sevimli G, Cengiz S, Oruç MS. Endocrowns: Revisão. J Istanbul Univ Fac Dent 2015;49:57-63.

91. Chang CY, Kuo JS, Lin YS, & Chang YH. Resistência à fratura e modos de falha das coroas CEREC endo e coroas CEREC convencionais suportadas por pilar e núcleo. J Dent Sci 2009;4:110-7.

92. Biacchi GR, Mello B, Basting RT. A endocrown: uma abordagem alternativa para a restauração de molares extensamente danificados. J Esthet Restor Dent 2013;25:383-90.

93. Gresnigt MM, Ozcan M, Van den Houten ML, Schipper L, Cune MS. Resistência à fratura, tipo de falha e caraterísticas Weibull de endocrowns de dissilicato de lítio e resina composta multifásica sob forças axiais e laterais. Dent Mater 2016;32:607-14

94. M. Altier, F. Erol, G. Yildirim e E. E. Dalkilic, Resistência à fratura e modos de falha de endocrowns de dissilicato de lítio ou compósitos, Niger J Clin Pract. 2018 Jul 16;21(7):821-6.

95. Ferrari M, Ferrari Cagidiaco E, Goracci C, Sorrentino R, Zarone F, Grandini S, Joda T. Coroas parciais posteriores em dissilicato de lítio (LS2) com ou sem pilares: um ensaio clínico prospetivo controlado e aleatório com um acompanhamento de 3 anos. J Dent. 2019;83:12-7

96. Adolfi D, Tribst JP, Adolfi M, Dal Piva AM, Saavedra GD, Bottino MA. Coroa de dissilicato de lítio, pilar híbrido de zircónia e troca de plataforma para melhorar a estética na região anterior: um relato de caso Clin. Cosmet. Investig. Dent. 2020;12:31.

97. Mobilio N, Catapano S. Utilização de dissilicato de lítio monolítico para pilar e coroa de implante: um relatório clínico. J. Osseointegration. 2019 Jul 18;11(3):504-6.

98. K. J. Anusavice, N. Zhang, Efeito da cristalinidade na resistência e na tenacidade à fratura da vitrocerâmica Li2O-Al2O3-CaO-SiO2, J. Am. Ceram.

Soc. 80 (1997) 1353-1358.

99. H.A. ElBatal, E.M.A. Khalil, Y.M. Hamdy, Comportamento in vitro de vitrocerâmicas de fosfato bioactivas do sistema P2O5-Na2O-CaO contendo titânia, Ceram. Int. 35 (2009) 1195-1204.

100. Dahiya MS, Tomer VK, Duhan S. Vidro bioativo/cerâmica de vidro para aplicações dentárias. InAplicações de materiais nanocompostos em odontologia 2019 Jan 1 (pp. 1-25). Woodhead Publishing.

101. J.-W. Kim, N.S. Covel, P.C. Guess, E.D. Rekow, Y. Zhang, Preocupações com a degradação hidrotérmica em zircónia CAD/CAM, J. Dent. Res 2010. (89) 91-5.

102. P.C. Guess, Y. Zhang, J.-W. Kim, E.D. Rekow, V.P. Thompson, Danos e fiabilidade de Y-TZP após tratamento da superfície de cimentação, J. Dent. Res2010. (89) 592-96.

103. F.C. Lorenzoni, L.M. Martins, N.R.F.A. Silva, P.G. Coelho, P.C. Guess, E.A. Bonfante, V.P. Thompson, G. Bonfante, Vida de fadiga e modos de falha de sistemas de coroas com um design de estrutura modificado, J. Dent. 2010 (38) 626-34.

104. C. Pautke, F. Bauer, S. Otto, T. Tischer, T. Steiner, J. Weitz, K. Kreutzer, B. Hohlweg-Majert, K.D. Wolff, S. Hafner, G. Mast, M. Ehrenfeld, S.R. Stürzenbaum, A. Kolk, Ressecção óssea guiada por fluorescência na osteonecrose dos maxilares relacionada com bisfosfonatos: primeiros resultados clínicos de um estudo piloto prospetivo, J. Oral Maxillofac. Surg. 2011 (69) 84-91.

105. E.D. Rekow, N.R.F.A. Silva, P.G. Coelho, Y. Zhang, P. Guess, V.P. Thompson, Performance of dental ceramics: challenges for improvements, J. Dent. Res. 2011 (90)937-952.

106. Gehrt M, Wolfart S, Rafai N, Reich S, Edelhoff D. Resultados clínicos das coroas de lisilicato de lítio após até 9 anos de serviço. Clin Oral Investig. 2013;17(1):275-84

107. Spies BC, Pieralli S, Vach K, Kohal RJ. Coroas unitárias suportadas por implantes cerâmicos fabricadas por CAD/CAM feitas de dissilicato de lítio: resultados finais de um estudo de coorte prospetivo de 5 anos. Clin Implant Dent Relat Res. 2017;19(5):876-83.

108. Joda T, Ferrari M, Bragger U. Coroas de dissilicato de lítio (LS2) suportadas por implantes monolíticos num fluxo de trabalho digital completo: um ensaio clínico prospetivo com um acompanhamento de 2 anos. Clin Implant Dent Relat Res. 2017;19(3):505-11

109. Kern M, Sasse M, Wolfart S: Resultado de dez anos de próteses dentárias fixas de três unidades feitas de cerâmica monolítica de dissilicato de lítio. J Am Dent Assoc 2012;143:234-240...

110. Fasbinder DJ, Dennison JB, Heys D, Neiva G: Uma avaliação clínica de coroas CAD/CAM de dissilicato de lítio em consultório. J Am Dent Assoc 2010;141:10-14. 32.

111. Esquivel-UpshawJF, Anusavice KJ, Young H, Jones J, Gibbs C: Desempenho clínico de um núcleo cerâmico à base de dissilicato de lítio para FPDs posteriores de três unidades. Int J Prosthodont 2004;17:469-475

112. Silva NR, Thompson VP, Valverde GB, Coelho PG, Powers JM, Farah JW, Esquivel-Upshaw J. Análise comparativa da fiabilidade das restaurações de óxido de zircónio e dissilicato de lítio in vitro e in vivo. J Am Dent Assoc. 2011; 142(Suppl 2):4S-9S.

113. Fabbri G, Zarone F, Dellificorelli G, Cannistraro G, De Lorenzi M, Mosca A, Sorrentino R. Avaliação clínica de 860 restaurações anteriores e posteriores de dissilicato de lítio: estudo retrospetivo com um acompanhamento médio de 3 anos e um período máximo de observação de 6 anos. Int J Periodontics Restorative Dent. 2014;34(2):165-77.

114. Simeone P, Gracis S. Estudo de sobrevivência retroativo de onze anos de 275 coroas unitárias revestidas a dissilicato de lítio. Int J Periodontics Restorative Dent. 2015; 35(5):685-94.

115. Valenti M, Valenti A. Análise retrospetiva da sobrevivência de 110 coroas de dissilicato de lítio com preparação marginal em borda de pena. Int J Esthet Dent. 2015; 10(2):246-57.

116. van den Breemer CR, Vinkenborg C, van Pelt H, Edelhoff D, Cune MS. O desempenho clínico de restaurações posteriores de dissilicato de lítio monolítico após 5, 10 e 15 anos: uma série de casos retrospectivos. Int J Prosthodont. 2017; 30(1):62-5.

117. Pozzi A, Tallarico M, Barlattani A. Coroas monolíticas de dissilicato de lítio fullcontour coladas em pontes de implantes de arcada completa de zircónia CAD/CAM com 3 a 5 anos de acompanhamento. J Oral Implantol. 2015;41(4): 450-8.

118. Atsü SS, Aksan ME, Bulut AC. Resistência à fratura de pilares de implantes de titânio, zircónia e poliéter-éter-cetona reforçados com cerâmica que suportam coroas de cerâmica de dissilicato de lítio monolítico CAD/CAM após o envelhecimento. Int J Oral Maxillofac Implants. 2019;34(3):622-30.

119. Sorrentino R, Apiucela D, Riccio C, Gherlone E, Zarone F, Aversa R, Garcia-Godoy F, Ferrari M, Apicella A. Análise de elementos finitos visco-elásticos não lineares de diferentes configurações de facetas de porcelana. J Biomed Mater Res B Appl Biomater. 2009;91(2):727-36.

120. Mobilio N, Fasiol A, Catapano S. Taxas de sobrevivência de restaurações unitárias de dissilicato de lítio: um estudo retrospetivo. Int J Prosthodont. 2018;31(3):283-6.

121. Politano G, Van Meerbeek B, Peumans M. Coroas parciais cerâmicas coladas não retentivas: conceito e protocolo simplificado para restaurações dentárias de longa duração. J Adhes Dent. 2018;20(6):495-510.

122. de Souza Melo G, Batistella EÂ, Bertazzo-Silveira E, Gonçalves TM, de Souza BD, Porporatti AL, Association of sleep bruxism with ceramic restoration failure: Uma revisão sistemática e meta-análise. J Prosthet Dent. 2018 Mar 1;119(3):354-62.

123. de Souza Melo G, Batistella EÂ, Bertazzo-Silveira E, Gonçalves TM, de Souza BD, Porporatti AL, Association of sleep bruxism with ceramic restoration failure: Uma revisão sistemática e meta-análise. J Prosthet Dent. 2018 Mar 1;119(3):354-62.

124. Chen YW, Raigrodski AJ. Uma abordagem conservadora para o tratamento

de pacientes adultos jovens com facetas laminadas de porcelana. J Esthet Restor Dent 2008;20:223-36.

125. Peumans M, De Munck J, Fieuws S, Lambrechts P, Vanherle G, Van Meerbeek B. Um ensaio clínico prospetivo de dez anos de facetas de porcelana. J Adhes Dent 2004;6:65-76.

126. Dumfahrt H, Schaffer H. Facetas laminadas de porcelana. Uma avaliação retrospetiva após 1 a 10 anos de serviço: Parte II - Resultados clínicos. Int J Prosthodont 2000;13:9-18

127. Edelhoff D, Sorensen JA. Remoção da estrutura dentária associada a vários desenhos de preparação para dentes anteriores. J Prosthet Dent 2002;87:503-9.

128. Rosenstiel SF, Land MF, editores. Contemporary fixed prosthodontics-e-book. Elsevier Ciências da Saúde; 2015 Jul 28.

129. Shillingburg HT, Hobo S, Whitsett LD, Brackett SE. Fundamentals of Fixed Prosthodontics, ed, 1997. Aprendizagem. 1997;10:40.

130. Calamia JR. Facetas de porcelana gravadas: O estado atual da arte. Quintessence Int 1985 Jan 1;16:5-12.

131. Plant CG, Thomas GD. Revestimentos de porcelana: Um método clínico e laboratorial simples. British Dent Jour 1987;163: 231-234.

132. McLaughlin G, Morison JE. Porcelana fundida ao dente: O estado da arte. Rest Dent 1988 Nov;4:90-94.

133. Reid JS, Murray MC, Power SM. Facetas de porcelana. Um seguimento de quatro anos. Rest Dent 1988 Aug ;5:42-55.

134. Garber DA, Goldstein RE, Feinman RA. Facetas Laminadas de Porcelana. Chicago: Quintessence, 1988.

135. Friedman MJ. Aumentando a odontologia restauradora com facetas de porcelana. J Am Dent Assoc 1991 Jun ;122:29-34.

136. Schneider PM, Messer LB, Douglas WH. O efeito da redução da superfície do esmalte in vitro na adesão da resina composta ao esmalte humano permanente. J Dent Res 1981 May; 60:895-900.

137. Stacey GD. Uma análise da tensão de cisalhamento da colagem de facetas de porcelana ao esmalte. J Prosthet Dent 1993 Nov;70:395-402.

138. Calamia JR. Facetas de porcelana gravadas: O estado atual da arte. Quintessence Int 1985 Nov;16:5-12.

139. Jordan RE, Suzuki M, MacLean DF. Colagem de compósito estético - uma atualização de materiais/técnicas. O Alpha Omegan. 1988 Jan 1;81(4):33-41.

140. Quinn F, McConnell RJ, Byrne D. Laminados de porcelana: Uma revisão. Br Dent J 1986 Mar; 161:62-65.

141. Vargas MA, Bergeron C, Diaz-Arnold A. Cimentação de restaurações em cerâmica pura: recomendações para o sucesso. O jornal da associação dentária americana. 2011 Abr 1;142:20S-4S

142. Ladha K, Verma M. Cimentos de cimentação convencionais e contemporâneos: uma visão geral. J Indian Prosthodont Soc. 2010 Jun 1;10(2):79-88.

143. Simon JF, de Rijk WG. Cimentos dentários. Inside Dentistry. 2006; 2: 42-47

144. Pameijer CH. Uma revisão dos agentes de cimentação. Int. J. Dent. 2012; Jan

1;2012.

145. Thompson JY, Stoner BR, Piascik JR, Smith R. Adesão/cimentação à zircónia e outras cerâmicas sem silicato: onde estamos agora. Dent Mater 2011;27(1):71-82.

146. Pospiech P. Coroas totalmente em cerâmica: colagem ou cimentação. Clin Oral Investig 2002; 6(4):189-197.

147. O glossário de termos de prótese dentária. J Prosthet Dent 2005; 94(1):10-92.

148. Zidan O, Ferguson GC. A retenção de coroas completas preparadas com três cones diferentes e cimentadas com quatro cimentos diferentes. J Prosthet Dent 2003;89(6):565-571.

149. Duarte SJ, Lolato AL, de Freitas CR, Dinelli W. Análise em MEV da adaptação interna de restaurações adesivas após contaminação com saliva. J Adhes Dent 2005;7(1):51-56

150. Lacy AM, LaLuz J,Watanabe LG, Dellinges M. Efeito do tratamento da superfície da porcelana na adesão ao compósito. J Prosthet Dent 1988; 60:288-291

151. Della Bona A, Anusavice KJ, Shen C. Resistência à microtensão de compósito ligado a cerâmica prensada a quente. J Adhes Dent 2000; 2:305-313

152. Feilzer AJ, De Gee AJ, Davidson CL. Aumento da contração de cura de parede a parede em camadas finas de resina colada. J Dent Res 1989; 68:48-50

153. Kato H,Matsumura H,Atsuta M. Efeito do condicionamento ácido e do jato de areia na resistência de ligação à porcelana sinterizada de resina não preenchida. J Oral Rehabil 2000; 27:103-110

154. El Zohairy A, De Gee AJ, Feilzer A, Davidson CL. Resistência à microtração a longo prazo de cimentos de resina colados a blocos de cerâmica CAD/CAM. J Dent Res 2002; 81:380

155. Horn HR. Folheados laminados de porcelana colados ao esmalte gravado. Dent Clin North Am 1983; 27:671-684

156. Calamia JR. Facetas de porcelana gravadas: o estado atual da arte. Quintessence Int 1985; 16:5-12

157. al Edris A, al Jabr A, Cooley RL, Barghi N. Avaliação SEM de padrões de corrosão por três agentes de corrosão em três porcelanas. J Prosthet Dent 1990; 64:734-739.

158. Powers JM, Farah JW, O'Keefe KL, Kolb B, Udrys G. Guia para a colagem de cerâmica pura. Dental advisor. 2009;2:1-2.

159. Piwowarczyk A, Lauer HC, & Sorensen JA (2004) Resistência ao cisalhamento in vitro de agentes de cimentação para materiais de restauração protéticos fixos Journal of Prosthetic Dentistry 92(3) 265-273.

160. Peutzfeldt A, Sahafi A, & Flury S (2011) Colagem de materiais de restauração à dentina com vários agentes de cimentação Dentisteria Operatória 36(3) 266-273.

161. Heintze SD, Cavalleri A, Zellweger G, Buchler A, & Zappini G (2008) Frequência de fratura de coroas totalmente em cerâmica durante a carga dinâmica num simulador de mastigação utilizando diferentes protocolos de

carga e cimentação Dent Maters 24(10) 1352-1361.

162. Soares CJ, Soares PV, Pereira JC, & Fonseca RB (2005) Protocolos de tratamento de superfície no processo de cimentação de restaurações de cerâmica e compósito processado em laboratório: Uma revisão de literatura. J Esth Dent 17(4) 224-235.

163. Borges GA, Sophr AM, de Goes MF, Sobrinho LC, & Chan DC (2003) Efeito do condicionamento ácido e da abrasão por partículas suspensas no ar sobre a microestrutura de diferentes cerâmicas odontológicas. Journal of Prosthetic Dentistry ; 89(5) 479-488.

164. Peumans M,Van Meerbeek B,Yoshida Y, Lambrechts P,Vanherle G. Facetas de porcelana coladas à estrutura dentária: um exame ultra-morfológico FE-SEM da interface adesiva. Dent Mater 1999; 15:105-119

165. El Zohairy AA, De Gee AJ,Mohsen MM, Feilzer AJTeste de resistência de união à microtração de cimentos de cimentação a blocos pré-fabricados de cerâmica e compósito CAD/CAM. Dent Mater 2005; 21:83-93

166. Colares RC, Neri JR, Souza AM, Pontes KM, Mendonça JS, & Santiago SL (2013) Efeito de pré-tratamentos de superfície na resistência de união à microtração de cerâmica de dissilicato de lítio reparada com resina composta Brazilian Dental Journal 24(4) 349-352.

167. Guarda GB, Correr AB, Goncalves LS, Costa AR, Borges GA, Sinhoreti MA, & Correr-Sobrinho L (2013) Efeitos dos tratamentos de superfície, termociclagem e carga cíclica na resistência de união de um cimento resinoso colado a uma cerâmica de vidro de dissilicato de lítio. Operative Dentistry

38(2) 208-217.

168. Kursoglu P, Motro PF, &Yurdaguven H (2013) Resistência ao cisalhamento do cimento resinoso a uma superfície cerâmica condicionada com ácido e irradiada com laser J Adv Prosthodont 5(2) 98-103.

169. Nagai T, Kawamoto Y, Kakehashi Y, & Matsumura H (2005) Colagem adesiva de um material cerâmico de dissilicato de lítio com agentes de cimentação à base de resina J Oral Rehab 32(8) 598-605.

170. Panah FG, Rezai SM, & Ahmadian L (2008) A influência dos tratamentos da superfície cerâmica na resistência de união ao microcisalhamento da resina composta ao IPS Empress 2 J Prosthodont 17(5) 409-414

171. Murillo-Gómez F, Palma-Dibb RG, De Goes MF. Efeito do condicionamento ácido na microestrutura tridimensional de materiais CAD/CAM condicionáveis. Dent Mater. 2018;34(6):944-55.

172. Bajraktarova-Valjakova E, Grozdanov A, Guguvcevski L, Korunoska-Stevkovska V, Kapusevska B, Gigovski N, Mijoska A, Bajraktarova-Misevska C. Condicionamento ácido como método de tratamento de superfície para cimentação de restaurações de vitrocerâmica, parte 1: ácidos, protocolo de aplicação e eficácia do condicionamento ácido. Acesso livre Maced J Med Sci. 2018;6(3):568-73.

173. Prochnow C, Venturini AB, Guilardi LF, Pereira GKR, Burgo TAL, Bottino MC, Kleverlaan CJ, Valandro LF. Concentrações de ácido fluorídrico: efeito na carga cíclica até a falha de restaurações usinadas de dissilicato de lítio. Dent Mater. 2018;34(9):e255-63.

174. Sundfeld D, Palialol ARM, Fugolin APP, Ambrosano GMB, Correr-Sobrinho L, Martins LRM, Pfeifer CS. O efeito do ácido fluorídrico e da formulação do cimento resinoso na resistência de união à cerâmica de dissilicato de lítio. Braz Oral Res. 2018;32:e43.

175. Colares RC, Neri JR, Souza AM, Pontes KM, Mendonça JS, & Santiago SL. Efeito de pré-tratamentos de superfície na resistência de união à microtração de cerâmica de dissilicato de lítio reparada com resina composta. Braz Dent J. 2013;24(4) 349352.

176. Guarda GB, Correr AB, Goncalves LS, Costa AR, Borges GA, Sinhoreti MA, & Correr-Sobrinho L. Efeitos de tratamentos de superfície, termociclagem e carga cíclica na resistência de união de um cimento resinoso colado a uma cerâmica vítrea de dissilicato de lítio Operative Dentistry. 2013; 38(2) 208-217.

177. Kursoglu P, Motro PF, &Yurdaguven H. Resistência ao cisalhamento do cimento de resina a uma superfície de cerâmica gravada com ácido e irradiada com laser J Adv Prosthodont.2013; 5(2)98-103

178. Heymann HO, Bayne SC, Sturdevant JR, Wilder AD Jr, Roberson TM. O desempenho clínico de inlays de cerâmica gerados por CAD-CAM: um estudo de 4 anos. J Am Dent Assoc 1996;127:1171-1181

179. Roulet JF, Soderholm KJ, Longmate J. Efeitos das condições de tratamento e armazenamento na resistência da ligação cerâmica/compósito. J Dent Res 1995; 74:381-387]

180. Ataol AS, Ergun G. Resistência de união de reparação de resina composta a

cerâmica dentária de duas camadas. J Adv Prosthodont. 2018;10(2):101-12.

181. Menees TS, Lawson NC, Beck PR, Burgess JO. Influência da abrasão de partículas ou do condicionamento com ácido fluorídrico na resistência à flexão do dissilicato de lítio. J Prosthet Dent. 2014;112(5):1164-70.

182. Paffenbarger GC, Sweeney WT, Bowen RL. Colagem de dentes de porcelana a bases de dentaduras de resina acrílica. J Am Dent Assoc 1967; 74:1018-1023

183. Anagnostopoulos T, Eliades G, & Palaghias G. Composição, reatividade e interações de superfície de três primários de silano dentário Dent Mater. 1993; 9(3) 182190.

184. Soderholm KJ, & Shang SW. Orientação molecular do silano na superfície da sílica coloidal. J Dent Res. 1993; 72(6) 1050-1054.

185. Ishida H, & Koenig JL (1979) An investigation of the coupling agent/matrix interface of fiberglass reinforced plastics by Fourier transform infrared spectroscopy J. Polym. Sci., Polym. Phys. Ed. 17(4) 615-626

186. Sato K,Matsumura H,Atsuta M. Efeito de agentes de união de três líquidos na resistência de união a um material cerâmico fresado à máquina. J Oral Rehabil 1999; 26:570-74.

187. Blatz MB, Sadan A, Kern M. Colagem de resina-cerâmica: uma revisão da literatura. J Prosthet Dent. 2003;89(3):268-74.

188. Carvalho AO, Bruzi G, Giannini M, Magne P. Resistência à fadiga de coroas completas CAD/CAM com um processo de cimentação simplificado. J Prosthet Dent. 2014;111:310-7.

189. Fabbri G, Sorrentino R, Brennan M, Cerutti A. Uma nova abordagem às restaurações aparafusadas de implantes: combinação adesiva entre estruturas de zircónia e dissilicato de lítio monolítico. Int J Esthet Den. 2014;9:490-505.

190. Frankenberger R, Hartmann VE, Krech M, Kramer N, Reich S, Braun A, Roggendorf M. Cimentação adesiva de novos materiais CAD/CAM. Int J Comput Dent. 2015;18:9-20.

191. Neis CA, Albuquerque NL, Albuquerque Ide S, Gomes EA, Souza-Filho CB, Feitosa VP, Spazzin AO, Bacchi A. Tratamentos de superfície para reparo de cerâmicas vítreas reforçadas por feldspato, leucita e dissilicato de lítio utilizando resina composta. Braz Dent J. 2015;26(2):152-5.

192. Carvalho AO, Bruzi G, Anderson RE, Maia HP, Giannini M, Magne P. Influência do desenho do núcleo adesivo na resistência de molares tratados endodonticamente restaurados com coroas CAD/CAM de dissilicato de lítio. Oper Dent. 2016;41:76-82.

193. Swank HM, Motyka NC, Bailey CW, Vandewalle KS. Resistência de união do cimento de resina à cerâmica com primários simplificados e soluções de pré-tratamento. Gen Dent. 2018;66(5):33-7.

194. Taguchi S, Komine F, Kubochi K, Fushiki R, Kimura F, Matsumura H. Efeito de um monómero funcional de silano e fosfato na resistência ao cisalhamento de um agente de cimentação à base de resina para materiais de cerâmica de dissilicato de lítio e quartzo. J Oral Sci. 2018;60(3):360-6.

195. Kalavacharla VK, Lawson NC, Ramp LC, Burgess JO. Influência do protocolo de condicionamento ácido e do tratamento de silano com um

adesivo universal na resistência de união do dissilicato de lítio. Oper Dent 2015;40:372-8

196. Hooshmand T,van Noort R,Keshvad A.Durabilidade da ligação da superfície de cerâmica ligada a resina e tratada com silano. Dent Mater 2002; 18:179-188.

197. Ustun S, Ayaz EA. Efeito de diferentes sistemas de cimento e do envelhecimento na resistência de união de cerâmicas CAD-CAM em cadeira. J Prosthet Dent. 2021 Feb 1;125(2):334-9.

198. Rojpaibool T, Leevailoj C. Resistência à fratura de cerâmicas de dissilicato de lítio coladas ao esmalte ou à dentina utilizando diferentes tipos de cimento resinoso e espessuras de película. J Prosthodont. 2017 Feb;26(2):141-9.

199. Upadhyaya V, Arora A, Singhal J, Kapur S, Sehgal M. Análise comparativa da resistência ao cisalhamento de amostras de dissilicato de lítio cimentadas com diferentes sistemas de cimento resinoso: Um estudo in vitro. O Jornal da Sociedade Indiana de Dentisteria Protética. 2019 Jul;19(3):240.

200. Kern M, Sasse M, Wolfart S. Resultado de dez anos de próteses dentárias fixas de três unidades feitas de cerâmica monolítica de dissilicato de lítio. J Am Dent Assoc 2012;143:234-40

201. Amaral R, Rippe M, Oliveira BG, Cesar PF, Bottino MA, Valandro LF. Avaliação da retenção à tração de coroas de Y-TZP após envelhecimento prolongado: efeito do substrato do núcleo e do condicionamento da superfície da coroa. Oper Dent 2014;39:619-26.

202. 17. Shahin R, Kern M. Efeito da abrasão a ar na retenção de coroas de cerâmica de zircónia cimentadas com diferentes cimentos antes e depois do envelhecimento artificial. Dent Mater 2010;26:922-8

203. Papia E, Vult Von Steyern P. Resistência de ligação entre diferentes sistemas de ligação e alumina densamente sinterizada com superfícies jato de areia ou tal como produzida. Swed Dent J 2008;32:35-45.

204. Attia A, Kern M. Influência da carga cíclica e dos agentes de cimentação na carga de fratura de dois sistemas de coroas totalmente em cerâmica. J Prosthet Dent 2004;92:551-6.

205. Stawarczyk B, Beuer F, Ender A, Roos M, Edelhoff D, Wimmer T. Influência da cimentação e do tipo de cimento na metodologia de teste de carga de fratura de coroas anteriores feitas de diferentes materiais. Dent mater. 2013 Nov 28;32(6):888-95.

206. Gu XH, Kern M. Discrepâncias marginais e fugas de coroas totalmente em cerâmica: influência dos agentes de cimentação e das condições de envelhecimento. Int J Prosthodont 2003;16: 10916

207. Quintas AF, Oliveira F, Bottino MA. Discrepância marginal vertical de copings cerâmicos com diferentes materiais cerâmicos, linhas de acabamento e agentes de cimentação: uma avaliação in vitro. J Prosthet Dent 2004;92:250-7.

208. Conrad HJ, Seong WJ, Pesun IJ. Materiais e sistemas cerâmicos actuais com recomendações clínicas: uma revisão sistemática. J Prosthet Dent. 2007 Nov 1;98(5):389-404.

209. Malament KA, Socransky SS: Sobrevivência de restaurações dentárias em

cerâmica de vidro Dicor ao longo de 16 anos. Parte III: efeito do agente de cimentação e da estrutura do núcleo do dente ou do substituto do dente. J Prosthet Dent 2001;86:511-519

210. Fleming GJ, Maguire FR, Bhamra G, et al: O mecanismo de reforço dos cimentos de resina em superfícies de porcelana. J Dent Res 2006;85:272-276

211. Hernandes DK, Arrais CA, LIMA ED, Cesar PF, Rodrigues JA. Influência da cor do cimento resinoso na cor e translucidez de facetas cerâmicas. J Appl Oral Sci. 2016 Jul;24:391-6.

212. Heintze SD, Cavalleri A, Zellweger G, Buchler A, & Zappini G (2008) Frequência de fratura de coroas totalmente em cerâmica durante a carga dinâmica num simulador de mastigação utilizando diferentes protocolos de carga e cimentação Dent Mater 24(10) 1352-1361

213. Maño EP, Algarra RM, Fawzy A, Leitune VC, Collares FM, Feitosa V, Sauro S. Desempenho de adesão in vitro de cimentos de resina auto-adesivos modernos e cimentos de ionómero de vidro modificados por resina convencionais a substratos protéticos. Res. J. Appl. Sci. 2020 Jan;10(22):8157

214. Wolfart S, Eschbach S, Scherrer S, Kern M. Resultado clínico de próteses dentárias fixas de cerâmica de vidro com três unidades de dissilicato de lítio: resultados até 8 anos. Dent Mater 2009;25:e63-71

215. Garbelotto LG, Fukushima KA, Ozcan M, Cesar PF, Volpato CA. Lascamento de cerâmica de revestimento em coroa unitária anterior de dissilicato de lítio: Descrição do método de reparo e análise fractográfica da

falha. J Esthet Restor Dent. 2019 Jul;31(4):299-303.

216. Denry IL, Holloway JA, Tarr LA. Efeito do tratamento térmico no comportamento de cicatrização de microfissuras de uma cerâmica dentária maquinável. J Biomed Mater Res 1999;48:791-6.

217. Hung CY, Lai YL, Hsieh YL, Chi LY, Lee SY. Efeitos da retificação clínica simulada e subsequente tratamento térmico na cicatrização de microfissuras de uma cerâmica de dissilicato de lítio. Int J Prosthodont 2008;21:496-8.

218. Cook RF, Lawn BR, Dabbs T, Chantikul P. Efeito dos danos de maquinagem na resistência de uma vitrocerâmica. J Am Ceram Soc 1981;9:C121-2.

219. Neis CA, Albuquerque NL, Albuquerque ID, Gomes EA, Souza-Filho CB, Feitosa VP, Spazzin AO, Bacchi A. Tratamentos de superfície para reparo de cerâmicas vítreas reforçadas por feldspato, leucita e dissilicato de lítio utilizando resina composta. Braz dent j. 2015 Mar;26:152-5

220. Colares RCR, Neri JR, Souza AMB, Pontes KMF, Mendonça JS, Santiago SL. Efeito de pré-tratamentos de superfície na resistência de união à microtração de cerâmica de dissilicato de lítio reparada com resina composta. Braz Dent J 2013;24:349-352

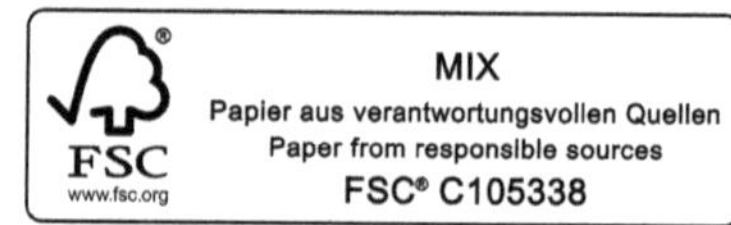

Printed by Books on Demand GmbH, Norderstedt / Germany